# 生殖

## 问答与病例精选

SHENGZHI MIANYI WENDA YU BINGLI JINGXUAN

主编

张 艳 鲍时华 吴琰婷 尹太郎

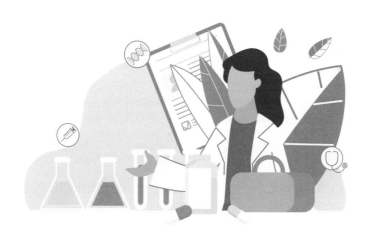

长江出版传媒 湖北科学技术出版社

**图书在版编目（CIP）数据**

生殖免疫问答与病例精选/张艳等主编. —武汉：湖北
科学技术出版社，2022.8
　　ISBN 978-7-5706-2133-0

　　Ⅰ.①生… Ⅱ.①张… Ⅲ.①生殖医学－免疫学－问题
解答 Ⅳ.①R339.2-44

中国版本图书馆 CIP 数据核字(2022)第 122864 号

责任编辑：常　宁　余　洋　　　　　　　　封面设计：胡　博

出版发行：湖北科学技术出版社　　　　　电话：027－87679454
地　　址：武汉市雄楚大街 268 号　　　　　　　邮编：430070
　　　　　（湖北出版文化城 B 座 13－14 层）
网　　址：http://www.hbstp.com.cn

印　　刷：湖北新华印务有限公司　　　　　　　邮编：430035

880×1230　　　1/32　　　　5.75 印张　　　　155 千字
2022 年 8 月第 1 版　　　　　　　2022 年 8 月第 1 次印刷
　　　　　　　　　　　　　　　　　定价：36.00 元

# 《生殖免疫问答与病例精选》

## 编 委 会

# 前 言
PREFACE

　　人类生殖医学是一个古老神秘而又处于现代前沿的学科。随着医学科学研究的飞速发展及其和各学科的相互渗透，人们逐渐认识到生殖过程是一个十分复杂而又系统的工程，几乎涉及生命科学的所有内容。而生殖免疫学正是在现代生殖医学和免疫学基础上形成的一门新兴的交叉学科。

　　随着社会的发展、时代的进步，计划生育这一基本国策也经历了从一对夫妇只生一个孩子，放开二孩，到如今提倡三孩的不断调整。在此政策背景下，我国群众的生育意愿和生育需求必将回暖。然而，由于受环境污染、生活压力大、生育年龄推后等因素影响，将近15％的育龄夫妇面临不孕不育的问题，且比例还在逐年增加。有证据显示，相当比例的不孕不育由免疫因素引起或与免疫因素有关。在此背景下，生殖免疫学必将成为最热门的学科之一。

　　然而，目前市面上出版的生殖免疫学相关图书相对较少，且已出版的图书多为理论专著，更适合从事该领域的学者阅读。免疫学本身就比较抽象，对于没有医学背景的广大群众来说，阅读起来难度很大。鉴于此，在本书的设计、撰写和审校过程中，我们组织了一批活跃在科研和临床一线，基于生殖免疫学的基础知识和临床实践，编写了这本《生殖免疫问答与病例精选》。全书分为生殖免疫学基础、生殖功能与免疫、妊娠相关疾病与免疫、性传播疾病与免疫、生殖系统肿瘤和性器官移植的免疫学、生殖系统的相关免疫治疗、生殖免疫科用药就医咨询、生殖免疫科典型病例分析，共八章，每章依据临床上患者的实际需求设置问题，由经验丰富的临床一线医生及研究者作答。为增加本书的可读性，每个回答均用最朴实的语言阐述，解释机制时深入浅出，给足铺垫，以便读者能更好地理解生殖免疫基础和临床知识，以期对读者日常生殖保健、看病就医起正确而科学的指导作用。同时本书在第八章分享了生殖免疫科的典型病例，详细记载了每个患者的诊治过程，适合读者参考。

在即将成稿之际，回顾全篇，我们仍心存敬畏。尽管我们所有编者都长期活跃在科研和临床一线，但由于知识有限，难免有诸多漏洞和不足，恳请读者及专家阅后能及时指出，不吝赐教。我们将在重印或再版时修订。

编者

2022 年 8 月

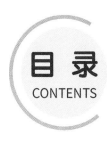

# 目 录
## CONTENTS

# 第 一 章

# 生殖免疫学基础

## 1. 什么是免疫?

免疫,字面意思就是"免除疫病"。通常来说,免疫是指机体的免疫系统识别和清除外来入侵的抗原,自体衰老的、坏死的或突变的细胞,以及其他有害的成分,以维持机体平衡的生理病理现象。

## 2. 为什么说生殖与免疫有关?

生殖过程中,来自母亲的卵子和来自父亲的精子结合成受精卵,然后种植于母亲子宫并接受母亲的血液供应与物质能量交换,从而不断生长发育直至分娩。在这个过程中,来自父亲的精子对于母亲来说相当于外来抗原;同时,拥有父亲一半遗传物质的胎儿对于母亲而言也是外来抗原。整个妊娠过程中母亲需要保持对胎儿免疫耐受的状态,以防止胎儿被当作病原体而导致机体对其产生排斥反应。同时,妊娠过程中,免疫系统还要保持适当的免疫力以抵抗潜在的感染风险。所以,生殖过程是一个免疫系统主动应答并保护胎儿生长发育的过程。

### 3. 什么是生殖免疫和生殖免疫学？

生殖是生物生育后代和繁衍种族的过程，而生殖免疫是指该过程中所发生的免疫反应。

生殖免疫学是研究免疫系统和生殖系统之间是否存在相互作用以及如何相互作用的医学领域，如研究母－胎免疫耐受、血睾屏障相互作用和妊娠期间的免疫应答等。这一概念在临床上常用于解释免疫耐受不成功时观察到的不良妊娠结局，如免疫性不孕、复发性流产和妊娠并发症。

### 4. 哪些人需要看生殖免疫科？

当发生复发性流产、反复胚胎植入失败、反复生化妊娠、因自身免疫性疾病而导致不孕，或长期不孕不育却找不到具体原因时，可考虑到生殖免疫科寻求帮助。

### 5. 男性生殖系统包括哪些器官？

男性生殖系统包括内生殖器和外生殖器两个部分。内生殖器由生殖腺（睾丸）、输精管道（附睾、输精管、射精管和尿道）和附属腺（精囊腺、前列腺、尿道球腺）组成。外生殖器包括阴囊和阴茎。血睾屏障是睾丸中血管和生精小管之间的物理屏障。这一屏障由支持细胞（Sertoli cell）的紧密连接和生精小管界膜组成。其中，支持细胞（Sertoli cell）的紧密连接是血睾屏障最为重要的组成部分。当血睾屏障被破坏时，一方面，细胞毒性物质会进入生精小管，干扰精子发生和损害已生成的精子；另一方面，精子进入血液，免疫系统会做出针对精子的自体免疫反应。

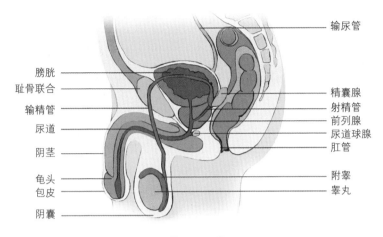

膀胱
耻骨联合
输精管
尿道
阴茎

龟头
包皮

阴囊

输尿管

精囊腺
射精管
前列腺
尿道球腺
肛管

附睾
睾丸

**男性生殖系统**

## 6. 女性生殖系统包括哪些器官？

女性生殖系统也包括内生殖器和外生殖器。内生殖器包括阴道、子宫、输卵管、卵巢，后两者合称为子宫附件。外生殖器包括阴阜、大阴唇、小阴唇、阴蒂、阴道前庭。

## 7. 男性、女性生殖系统的免疫器官和免疫组织包括哪些？

男性、女性生殖系统的免疫器官和免疫组织包括主要器官临近的淋巴结以及泌尿生殖道黏膜相关淋巴组织。淋巴结是结构最为完备的外周免疫器官，常沿血管干排列，局部器官或组织的淋巴液均引流到淋巴结，这里是成熟淋巴细胞（T细胞和B细胞）定居的场所，也是免疫应答的主要部位。黏膜相关淋巴组织属于外周免疫器

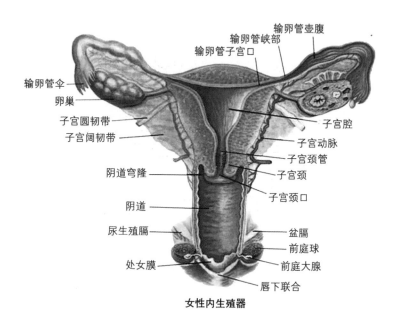

**女性内生殖器**

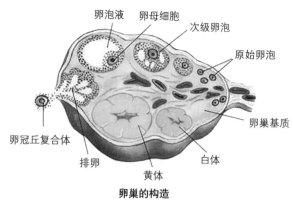

**卵巢的构造**

官，和脾脏、淋巴结等的功能类似，起到免疫保护作用。包括肠黏膜相关淋巴组织、支气管黏膜相关淋巴组织、鼻黏膜相关淋巴组织、泌尿生殖道黏膜相关淋巴组织等。肠黏膜相关淋巴组织和支气管黏膜相关淋巴组织中有序排列的淋巴滤泡是黏膜免疫反应的主要诱导位点。

## 8. 女性生殖道有哪些自然防御功能？

（1）两侧大小阴唇自然合拢，遮盖阴道口和尿道口，可以防止病原体侵入。

（2）在盆底肌的作用下，阴道口呈闭合状态，阴道前后壁紧贴，可以防止外界的污染。经产妇由于阴道松弛，这种功能减退。

（3）阴道具有自净作用。阴道上皮在雌激素作用下增生变厚，增加对病原体侵入的抵抗力，同时阴道正常的酸性环境（pH 值≤4.5）使适应于弱碱性环境中繁殖的病原体受到抑制。

（4）子宫颈阴道壁表面的复层鳞状上皮细胞可以周期性剥脱，具有较强的抗感染能力。

（5）子宫颈黏膜分泌的黏液形成"黏液栓"，堵塞子宫颈管，且子宫颈内口平时紧闭，有利于防止病原体侵入。

（6）育龄妇女子宫内膜周期性剥脱，即月经，可及时清除宫腔内的感染。

（7）输卵管黏膜上皮细胞的纤毛向子宫腔方向摆动及输卵管肌层的蠕动，均有利于防止病原体侵入。

## 9. 什么是黏膜免疫系统？

黏膜是大多数病原体进入人体的主要门户，是哺乳动物免疫系统的重要组成部分。黏膜免疫系统是由分布于胃肠道、泪道、唾液分泌管、呼吸道、泌尿生殖道和乳腺黏膜内的淋巴组织组成的，包括机体淋巴组织的大部分。

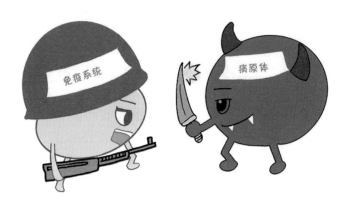

### 10. 为什么说黏膜免疫系统在生殖免疫系统中占有重要地位？

将内环境与外界分隔开来的人体表面黏膜，是免疫应答中至关重要的第一道防线。生殖道黏膜分布广泛，男性的输精管道和女性的阴道、子宫、输卵管等都属于与外界相通的管道，其上的黏膜免疫系统为保卫其免受外界病原体攻击起了相当重要的作用。此外，在女性性交、妊娠、生产等过程中，生殖道黏膜免疫系统除具备一般黏膜免疫系统的功能外，还受到性激素的调节，为实现相应的功能发生了复杂的变化，因此女性生殖道黏膜免疫系统非常独特。

### 11. 女性生殖道黏膜免疫系统包括哪些免疫细胞？

女性生殖道黏膜免疫系统包括单核巨噬细胞、中性粒细胞、树突状细胞、NK 细胞、NKT 细胞、B 细胞、T 细胞、肥大细胞、嗜碱性粒细胞和嗜酸性粒细胞等，基本涵盖了人体免疫系统中的各种免疫细胞。

## 12. 在女性生殖道内发挥作用的免疫球蛋白有哪些？

在女性生殖道内发挥作用的免疫球蛋白主要是分泌型 IgA（secretory IgA，SIgA），它被黏膜上皮细胞分泌至黏膜表面，在黏膜表面抵御病原体。有趣的是，黏膜表面主要的效应细胞不是产生 IgA 的 B 细胞，而是 $CD4^+$ 和 $CD8^+$ 表型的 T 细胞。此外，其他几种类型的免疫球蛋白也存在。

## 13. 性激素对女性生殖道黏膜免疫系统有怎样的调节作用？

性激素可直接或间接地精确调控生殖道上皮细胞、免疫细胞以及细胞因子等，以维持黏膜局部免疫防御和免疫耐受的动态平衡。周期性的性激素水平在调控保护性免疫的同时，也可能增加性传播疾病的病原体易感性，形成性传播疾病的疾病易感性时间窗。

## 14. 女性生殖道内是否有细菌？

正常女性的生殖道内都是有细菌的，医学术语是正常菌群。

在健康育龄女性的生殖道内，大多数细菌存在于下生殖道（阴道和子宫颈）。阴道内细菌大多表现较低的微生物多样性（物种丰富度和均匀度），主要为通过生产乳酸来酸化局部微环境的乳杆菌属。而上生殖道（子宫、输卵管和卵巢）内可能没有细菌或仅含少量。目前对上生殖道内正常细菌的了解仍在初级阶段。对于正常子宫内是否有细菌、上生殖道内的菌群是保持稳态的常居菌还是容易消灭的暂居菌或致病菌，尚不确定。

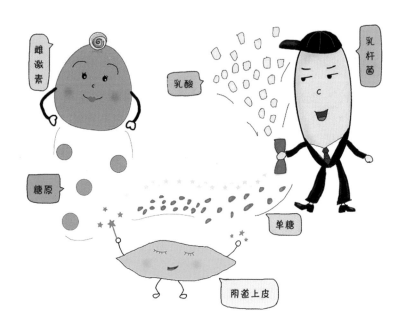

### 15. 是否有必要清洗生殖道？

乳杆菌是正常阴道内的主要菌群，对维持阴道内环境健康、防止致病菌繁殖具有重要的作用，是阴道"自我防御"屏障的重要组成。如果乳杆菌被大量破坏，就容易引起致病菌大量繁殖而患上阴道炎，因此不宜过多清洗生殖道。

### 16. 同房后是否有必要清洗私处，需要注意什么？

同房后可以用温水清洗外阴及阴道，减少分泌物对女性私处的损伤。女性平时需要养成良好的卫生习惯，并且要正确地护理私处，这样才可以有效预防妇科疾病。同房后对于私处的清洗需要注意以下几点。

第一，清洗的力度。同房后私处正处于充血的状态，私处皮肤较为敏感和娇嫩，这个时候清洗要注意千万不能力度过大，最好用温水冲洗，用手指轻柔拭去残留的分泌物。

第二，清洗时不需要用妇科洗剂。市面上有一些帮助清洗的妇科洗剂，这些一般是有疾病治疗需要时，在医生的指导下使用，正常情况下的清洗并不需要用到。因为我们的身体本身就有自主调节的能力，一般温水清洗就能达到想要的效果了，随意用妇科洗剂反而会破坏阴道内菌群平衡而引发疾病。

第三，清洗时要用流水。最好用花洒进行冲洗而不是盆洗；还要注意应从前往后冲洗，切勿从肛门部位往前冲洗，这样容易将肛门部位的细菌带到私处；也尽量避免将阴道外的残留分泌物冲洗到阴道内，这样容易造成不良影响。

第四，除了女性，男性的私处也需要清洗。夫妻双方私处卫生才能够保证性生活的健康，所以不要以为只有女性才需要做私处的清洗，有时候男性私处的清洗对于双方健康更为重要。男性生殖器清洗时要注意：①清洗顺序，先清洗生殖器，再清洗肛门；②需要翻开包皮，清洗包皮垢；③清洗时，由于生殖器皮肤较薄，用清水清洗即可。

第五，最好在同房前也进行清洗。双方同房前的清洗能够有效地预防女性妇科疾病的发生。

第六，清洗不宜过度。同房后对于私处的清洗主要在于外生殖器，内阴一般是不需要专门清洗的，身体有自己的调节系统，若过度清洗内阴则容易造成阴道的酸碱平衡失调，引起阴道菌群的变化而发生妇科疾病。

## 17. 酸奶中也有乳杆菌，女性多喝酸奶对生殖道健康是否有作用？

并没有！益生菌是一种适量摄取后对饮用者的身体健康发挥有益作用的活菌。我们喝的酸奶中，常见益生菌包括嗜酸乳杆菌、双歧杆菌等，这些益生菌有平衡肠道菌群、抑制肠道不良微生物增殖等作用，对肠道微生态的平衡有帮助。但是，目前没有研究证明喝酸奶会改变阴道菌群，因此多喝酸奶可能与生殖道健康并不会有直接的联系。

## 18. 生殖免疫抗体是什么？

生殖免疫抗体是所有与不孕不育相关的抗体统称，主要包括自身抗体和生殖系统相关抗体。此类抗体可通过多种途径对生殖过程造成干扰，包括阻碍精卵结合、阻止胚胎着床及抑制精子活力。目前的研究显示抗精子抗体、抗卵巢抗体、抗子宫内膜抗体等均与妊娠结局无关，不推荐检查。

## 19. 什么情况下需要做生殖免疫抗体的检查？

现在不孕不育患者越来越多，如果夫妻双方基本检查（女性卵巢功能、输卵管功能、子宫功能，男性精液分析，双方染色体等）已完善，还未发现导致不孕不育的因素，可以考虑排查免疫因素造成的不孕不育。一些生殖医学中心已经将部分自身抗体检查（如抗磷脂抗体、抗甲状腺抗体和抗核抗体）作为试管婴儿前的常规检查项目。

## 20. 抗磷脂抗体是什么？包括哪些成分？

抗磷脂抗体（anti-phospholipid antibody，APA）是一组针对带负电荷磷脂或带负电荷磷脂-蛋白复合物的异质性自身抗体，干扰各种依赖磷脂的凝血因子和抗凝因子，主要包括狼疮抗凝物（lupus anticoagulant，LA）、抗心磷脂抗体（anticardiolipin antibody，ACA）和抗 β2-糖蛋白 1 抗体（anti-beta 2 glycoprotein 1 antibody，抗 β2-GPI 抗体）等。根据识别抗原的特点，分为 4 类：①识别磷脂-蛋白复合物的抗体；②直接识别蛋白质的抗体；③影响磷脂依赖性凝血反应的抗体，统称为狼疮抗凝物（LA）；④直接结合磷脂的抗体。

## 21. 抗磷脂抗体综合征是什么？

抗磷脂抗体综合征（antiphospholipid antibody syndrome，APS）是一种以反复发生血栓形成事件或病理妊娠为主要临床特征，并伴血清中抗磷脂抗体（APA）持续阳性的临床综合征。抗磷脂抗体综合征单独发生时称为原发性抗磷脂抗体综合征；当与其他自身免疫性疾病［如系统性红斑狼疮（systemic lupus erythematosus，SLE）或类风湿关节炎等］共同存在时称为继发性抗磷脂抗体综合征。

## 22. 抗磷脂抗体综合征的主要临床表现有哪些？

抗磷脂抗体综合征的主要临床表现根据血栓阻塞部位不同而有所不同，如大脑动静脉血栓形成、心脏瓣膜血栓形成、肺栓塞和肺梗死、血栓导致的肝坏死、视网膜缺血和坏死等。其中有一种较严重的情况，即短时间内身体多处血栓形成并造成多个器官功能衰竭，称为灾难性抗磷脂抗体综合征，虽然少见，但致死率高。原发性抗磷脂抗体综合征多见于女性，男女发病率为 1∶9，女性患者中位年龄为 30 岁。约半数患抗磷脂抗体综合征的孕妇会出现病理妊娠，主要原因是胎盘血管内血栓形成导致的胎盘功能不全，从而引起复发性流产、胎儿宫内窘迫、胎儿宫内生长受限、死胎等。

## 23. 抗磷脂抗体综合征如何诊断？

抗磷脂抗体综合征（APS）最新的诊断标准为 2006 年在悉尼修订的札幌标准，包括临床标准和实验室标准。

（1）临床标准：①血管栓塞，任何器官或组织的动静脉和小血管发生栓塞不少于 1 次；②发生产科不良妊娠结局不少于 1 次，发生于妊娠 10 周或 10 周以后且无法解释的形态学正常胎儿死亡不少于 1 次；③发生于妊娠 34 周之前，早发型重度子痫前期或胎盘功能不全所致形态学正常新生儿早产不少于 1 次；④发生于妊娠 10 周之前且无法解释的自发性流产不少于 3 次，须排除母体生殖器异常或激素水平异常、双亲染色体异常。

（2）实验室标准：①出现免疫球蛋白 G／免疫球蛋白 M（IgG／IgM）型抗 β2-GPI 抗体不少于 2 次，间隔至少 12 周；②出现狼疮抗凝物阳性不少于 2 次，间隔至少 12 周；③出现中／高滴度 IgG／IgM 型抗心磷脂抗体不少于 2 次，间隔至少 12 周。

诊断 APS 需同时满足上述临床标准及实验室标准各 1 项。

## 24. 抗磷脂抗体综合征为什么会导致流产？

抗磷脂抗体可通过多种途径促进血栓形成，可以引起胎盘血管内血栓形成，影响胚胎的血液供应而导致胚胎发育不良，甚至死胎等。

此外，机制研究显示，抗磷脂抗体还可以抑制滋养层细胞增殖，减弱滋养层细胞的迁移、侵蚀能力，影响子宫螺旋动脉重铸，使人绒毛膜促性腺激素（human chorionic gonadotropin，HCG）合成和分泌减少，HCG增长缓慢，胚胎在生根发芽阶段就受到影响，有些胚胎在早期就会停止发育。

### 25. 妊娠期抗磷脂抗体阳性需要处理吗？

导致抗磷脂抗体阳性的诱因有很多，包括感染和药物因素等，如果只是一过性的阳性，无须特别处理。如果出现持续阳性，则需要给予特别关注。此类抗体的持续阳性可能与胎儿宫内生长受限、孕早期子痫前期和孕中晚期胎儿死亡有关，必须要复查。

### 26. 有过不良妊娠结局的抗磷脂抗体综合征患者该如何治疗？

抗磷脂抗体综合征的治疗目标是防止血栓形成或病理妊娠（自然流产、死胎、胎儿宫内生长受限、羊水减少和早产等）的再次发生。最常用的药物是抗血小板制剂和抗凝剂，两种药物都有改善血液循环的作用。抗血小板制剂主要是小剂量阿司匹林，抗凝剂包括华法林、肝素和低分子肝素。至于具体使用规范，国际上已有指南，国内也有临床共识可供参考。对于合并系统性红斑狼疮（SLE）的患者，可给予羟氯喹；对于病情严重或者合并严重血小板减少的患者，需要用糖皮质激素、免疫抑制剂或免疫球蛋白。

切记，须在医生的指导下用药，尤其是孕妇。孕妇用药与普通人不同，其用药的选择和活动度及孕周等因素有关。

### 27. 抗甲状腺抗体是什么？包括哪些成分？

抗甲状腺抗体是免疫系统针对甲状腺自己的成分产生的自身抗

体，主要包括甲状腺过氧化物酶抗体（thyroid peroxidase antibody，TPOAb）、甲状腺微粒体抗体（thyroid microsome antibody，TMAb）、甲状腺球蛋白抗体（thyroglobulin antibody，TGAb）、促甲状腺素受体抗体（thyroid stimulating hormone receptor antibody，TRAb）。抗甲状腺抗体阳性可能意味着患有甲亢或者甲减，但即使是甲状腺功能正常的女性，也有可能存在抗甲状腺抗体阳性。

## 28. 什么是自身免疫性甲状腺疾病？

自身免疫性甲状腺疾病是一组常见的以产生抗甲状腺抗体和淋巴细胞浸润甲状腺为特征的器官特异性自身免疫性疾病，包括自身免疫性甲状腺炎（也叫桥本甲状腺炎）、格雷夫斯病（Graves' 病）、慢性淋巴细胞性甲状腺炎、产后甲状腺炎等。在育龄女性中，甲状腺功能障碍和甲状腺自身免疫经常一起出现，可能与排卵功能障碍和不良妊娠结局有关。

## 29. 抗甲状腺抗体为什么与不良妊娠结局有关？

目前的研究报道显示，抗甲状腺抗体，尤其是甲状腺过氧化物酶抗体（TPOAb）和甲状腺球蛋白抗体（TGAb）与不良妊娠结局有着重要联系。抗甲状腺抗体可降低受精率和胚胎形成率，增强胎盘、胎儿间免疫反应，同时可增加体内狼疮抗凝物（LA）和抗心磷脂抗体（ACA）阳性率，协同导致流产发生。然而它引起不良妊娠结局的机制仍有待阐明。目前，已经提出了三种假设。第一种假设是抗甲状腺抗体可能损害甲状腺功能，导致妊娠期代谢异常。第二种假设是抗甲状腺抗体破坏胎盘屏障，导致胎盘和胎儿异常排斥。第三种假设是抗甲状腺抗体引起母体自身免疫系统的异常，通过激活细胞免疫和体液免疫对胎儿产生排斥。

## 30. 什么时候需要对甲状腺功能和抗甲状腺抗体进行检查?

当出现甲亢或者甲减相关症状,如心慌、心动过速、怕热、多汗、食欲亢进、消瘦、体重下降,或甲状腺肿、寒冷不耐受、便秘、皮肤干燥和黏液水肿时,需要进行甲状腺功能检查。在疾病的不同阶段,甲状腺功能检查的结果可能会有所不同。自身免疫性甲状腺炎患者血清中可能存在甲状腺过氧化物酶抗体(TPOAb)或甲状腺球蛋白抗体(TGAb),因此,当怀疑自身免疫性甲状腺炎时,应进行抗甲状腺抗体检查。通常生殖科为了筛查不孕不育原因,将甲状腺相关检查列为常规筛查项目。

## 31. 抗核抗体是什么?

抗核抗体(antinuclear antibody,ANA)是结合细胞核内成分及其复合物的自身抗体,以 HEp-2 细胞上间接免疫荧光测定的滴度表示其在血液中的浓度。低滴度(≤1∶80)ANA(+)常见于健康女性,而高滴度(>1∶160)与系统性红斑狼疮(SLE)等自身免疫性疾病密切相关。

## 32. 抗核抗体阳性与生殖有什么关系?

抗核抗体阳性时应该首先考虑自身免疫性疾病,而且 ANA 滴度越高,与自身免疫性疾病的相关性越大。有研究认为,ANA(+)显著降低了体外受精率、卵胞浆内单精子注射的临床妊娠率和活产率,并升高了流产率。ANA(+)可能降低卵母细胞质量,诱导胚胎着床部位的炎症,导致反复妊娠丢失。

## 33. 什么是封闭抗体？

胚胎基因部分来自父亲，是孕妇子宫的外来物，而胚胎却没有被孕妇体内的免疫系统攻击，封闭抗体在这个过程中发挥重要作用。封闭抗体是母体产生的一种特异性 IgG 抗体，可与母体淋巴细胞表面抗原结合，封闭母体淋巴细胞对胚胎滋养层的细胞毒作用，具有较强的保护性，它可以避免母体的免疫系统把胚胎当作外来物而阻止其发育。妊娠结局受多种因素影响，目前的研究认为封闭抗体阳性是妊娠的伴随现象，并不会影响妊娠结局。

# 第二章

# 生殖功能与免疫

**1.** 精子有抗原性吗?

有。早在 1899 年,就有学者发现把精子注射给异种机体时,会导致机体产生抗精子抗体,因此精子具有抗原性。事实上,人类精子抗原的种类繁多,迄今为止,已发现精子抗原多达百余种,目前已知的有精子特异性抗原、精子膜抗原、ABO 血型抗原和组织相容性抗原等。

**2.** 精子特异性抗原的分布位置有哪些?

精子特异性抗原的分布位置包括精子质膜、顶体、胞浆、核以及线粒体等。

**3.** 精子的主要免疫防护有哪些?

精子的主要免疫防护包括血睾屏障、生殖道黏膜上皮屏障以及精浆免疫抑制物。

### 4. 为什么睾丸和附睾中的精子不会被自身免疫系统攻击?

睾丸和附睾中存在特殊的微环境——血睾屏障,即免疫豁免区,其有助于保护精子免受自身免疫系统攻击。

### 5. 睾丸的免疫豁免是如何形成的?

参与形成睾丸免疫豁免的因素包括由生精小管界膜和支持细胞(Sertoli cell)的紧密连接组成的血睾屏障、支持细胞以及间质中的免疫细胞。其中血睾屏障能防止精液与机体免疫系统直接接触,进而保护精母细胞、精细胞和精子免受其攻击,而支持细胞和间质中的免疫细胞则可分泌多种免疫调节因子,诱导免疫豁免。

### 6. 附睾是如何保护精子免受自身抗体攻击的?

附睾主细胞间的紧密连接构成血附睾屏障,从而阻碍了精子抗原与机体免疫系统的接触,不会产生抗精子的免疫反应。另外,附睾上皮还可以产生唾液酸来覆盖精子抗原,保护精子免受自身抗体攻击。

### 7. 什么是精浆免疫抑制物?

精浆免疫抑制物是存在于男性精浆中,对生殖生理有直接影响的一类蛋白质,能吸附于精子表面,干扰和抑制机体对精子的免疫反应。

### 8. 精浆免疫抑制物有哪些?

精浆免疫抑制物包括精浆免疫抑制蛋白、前列腺素 E2、白介素 10、转化生长因子-β、精多胺、精浆 RNA 酶和酸性磷酸酶等。

### 9. 精浆免疫抑制物对顺利完成受精有何意义?

人类精液中含有多种精子抗原且抗原性很强。精子能在女性生殖道内运动并完成受精,主要是某些因素阻止了机体局部免疫系统对精子抗原的免疫识别。其中,精浆免疫抑制物起着非常重要的免疫防护作用。

### 10. 什么是免疫性不孕症?

由免疫因素造成的不孕,统称为免疫性不孕症。临床上多见于性生活正常情况下,机体对生殖过程中某一环节产生自发性免疫,使受孕过程受阻。

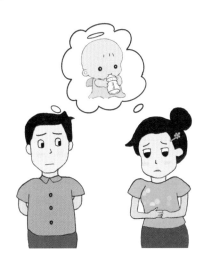

### 11. 免疫性不孕症的诊断标准是什么?

（1）性生活正常情况下，不孕期超过 2 年。

（2）排除致不孕的其他原因。

（3）可靠的检测方法证实了体内存在抗生育免疫。

（4）体外实验证实抗生育免疫干扰人精卵结合。

上述 4 项标准中满足前 3 项，可做出免疫性不孕症的临床诊断；若同时满足 4 项标准则可确诊。

### 12. 免疫性不孕症可以分为哪些类型?

免疫性不孕症一般分为同种免疫、自身免疫两种类型，但不论是同种免疫还是自身免疫，对生殖的影响目前都在研究阶段，暂无定论。

### 13. 免疫性不孕症常见的相关抗体有哪些?

免疫性不孕症常见的相关抗体众多，主要包括抗精子抗体、抗卵巢抗体、抗子宫内膜抗体、抗透明带抗体、抗甲状腺抗体、抗磷脂抗体、抗核抗体等。

### 14. 免疫性不孕症的诊断包括哪些步骤?

免疫性不孕症的诊断涉及临床多方面因素。首先，必须进行深入的病史询问；其次，进行系统的临床辅助检查，以排除其他致病因素。此外，必须进行免疫学指标的检测，根据辅助检查以及实验室检查结果确诊。

## 15. 免疫性不孕症有哪些治疗方法？

目前在临床上使用的治疗方法主要有以下几种，有些已经被证实是有效的，有些已经被证实与安慰剂相比并不改善妊娠结局。

（1）药物治疗：糖皮质激素、环孢素 A、抗凝剂和阿司匹林等。

（2）静脉注射免疫球蛋白（intravenous immunoglobulin，IVIG）：疗效和风险仍存争议。

（3）宫腔灌注：灌注的药物和方式仍在研究阶段。

## 16. 什么是抗精子免疫性不孕症？

男性的精子作为特异性抗原，在男女双方中均可引起免疫应答而产生相应的抗体，即抗精子抗体。由抗精子抗体引起精卵结合障碍，进而诱发的不孕症即抗精子免疫性不孕症。

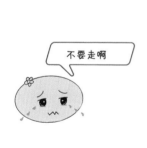

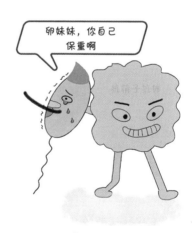

### 17. 同种抗精子抗体与自身抗精子抗体有何区别?

同种抗精子抗体是男性的精子和精浆作为抗原,在女性体内产生的抗体,使精子凝集或失去活力。而自身抗精子抗体是男性的精子和精浆等溢出生殖道,进入自身的周围组织,引起自身的免疫反应,进而产生的相应抗体,可影响精子的活力等。

### 18. 哪些原因可以导致精子外溢,刺激机体产生自身抗精子抗体?

生殖系统局部炎症(如睾丸炎、附睾炎、前列腺炎、尿道炎)、肿瘤、创伤或者男性精浆免疫抑制物减少等,均可导致精子外溢,刺激机体产生自身抗精子抗体。

### 19. 自身抗精子抗体如何影响生育功能?

(1)干扰精子发生,导致无精或少精。

(2)抗体与精子相结合,抑制精子在男性生殖道内运动。

(3)射出的精子自身凝集。

(4)诱导女性对精子的免疫,精子在女性生殖道被制动,并被巨噬细胞吞噬。

(5)精子不能穿过宫颈黏液。

(6)干扰精子与卵子的识别和受精。

(7)干扰精子获能与顶体反应。

(8)干扰受精后的胚胎早期发育。

## 20. 对免疫性不育患者的精液可进行哪些实验室检查？

免疫性不育患者的精液可进行的实验室检查包括精子宫颈黏液接触试验、精子凝集试验、精子制动试验、性交后试验、血清抗精子抗体试验等。

## 21. 抗精子抗体的免疫学检测方法有哪些？

（1）精子凝集试验。

（2）补体依赖性细胞毒试验及精子制动试验。

（3）间接免疫荧光试验。

（4）酶联免疫吸附法（enzyme linked immunosorbent assay，ELISA）及生物素-亲和素酶联免疫吸附法（biotin-avidin enzyme linked immunosorbent assay，BA-ELISA）。

（5）放射性标记免疫球蛋白或 A 蛋白法。

（6）混合凝集法。

（7）免疫珠结合法。

## 22. 抗精子免疫性不孕症可以治愈吗？

可以。抗精子免疫性不孕症是可逆性的，如果早就医，坚持治疗，体内抗精子抗体可逐渐消失。

## 23. 抗精子免疫性不孕症如何治疗？

（1）隔绝疗法：每次性生活时使用避孕套可避免精子抗原对女方的进一步刺激。若干个月后，不孕夫妇可开始去除避孕套的性生活，或行人工授精。但此法并不能改善妊娠率，仅作为辅助治疗。

（2）免疫抑制疗法：肾上腺皮质激素类药物可以抗感染、干扰巨噬细胞对抗原的加工以及降低补体对精子的细胞毒作用。常用方法有低剂量持续疗法、高剂量间歇疗法及阴道局部用药等三种。

## 24. 对于进行体外受精-胚胎移植的患者，抗精子抗体会影响结局吗？

抗精子抗体在男性和女性体内都可产生。目前的证据表明，男性体内抗精子抗体水平与体外受精和单精子卵细胞质内注射（intracytoplasmic sperm injection，ICSI）后的妊娠结果无显著关系。然而，大量研究表明，孕妇体内抗精子抗体可影响体外受精-胚胎移植（in vitro fertilization and embryo transfer，IVF-ET）结局。

## 25. 抗精子抗体是如何影响体外受精-胚胎移植结局的？

抗精子抗体可能通过某个或某几个步骤影响体外受精-胚胎移植（IVF-ET）结局，包括影响精子穿过透明带、透明带反应、精卵结合、胚胎分裂和胚胎发育。动物实验证明，抗精子抗体可通过两种途径对受精后早期胚胎发育产生不利影响：与精子反应进而影响胚胎发育和存活，或直接影响胚胎分裂。有研究显示，抗精子抗体阳性孕妇比阴性孕妇的自然流产率高。抗精子抗体阳性的女性进行体外受精时，受精率低、受精卵质量差、胚胎分裂率低以及妊娠率低。

## 26. 什么是抗透明带抗体？

透明带是围绕卵细胞的一圈无结构、嗜酸性的明胶样物质，由卵母细胞及其外围的颗粒细胞于卵子的生长发育过程中共同分泌而成，是由 4 条多肽链通过二硫键结合而成的糖蛋白，具有很强的免疫原性，并能诱发机体全身或局部的细胞免疫和体液免疫，产生抗透明带抗体。

## 27. 抗透明带抗体是如何产生的?

每一个月经周期会有多个卵泡发育，但最终只有一个卵泡发育成熟并被排出，其他卵泡将变为闭锁卵泡，这些闭锁卵泡的透明带如有活性，可刺激机体产生抗透明带抗体。感染亦可使透明带变性，刺激机体产生抗透明带抗体。

## 28. 抗透明带免疫性不孕症的发病机制有哪些?

（1）抗透明带抗体遮盖了位于透明带上的精子受体，使精子不能识别卵子，进而干扰精卵结合。

（2）抗透明带抗体可以稳定透明带表面结构，因而能抵抗精子顶体酶对透明带的溶解作用，使精子无法穿过透明带。

（3）如已受精，因透明带结构稳定，致胚胎被封固在透明带内而无法着床。

## 29. 抗透明带抗体的免疫学检测方法有哪些?

①透明带沉淀反应；②间接免疫荧光试验；③被动血凝法；④放射免疫法；⑤酶联免疫吸附法（ELISA）及生物素-亲和素酶联免疫吸附法（BA-ELISA）；⑥精子-透明带结合或穿透试验。

## 30. 抗透明带免疫性不孕症如何治疗?

（1）免疫抑制疗法：使用免疫抑制剂，减少免疫反应。

（2）卵子处理后，进行体外受精-胚胎移植。

（3）中西医结合治疗：如滋阴降火中药，可降低免疫功能。

## 31. 什么是子宫内膜异位症？

子宫内膜异位症，亦称内异症，指具有生长功能的子宫内膜组织（腺体和间质）出现在子宫腔被覆内膜及宫体肌层以外其他部位的疾病，往往会导致周期性疼痛，严重者甚至可能不孕。子宫内膜异位症在全球女性中的发病率大约为 10%。异位的子宫内膜多出现在卵巢（形成卵巢巧克力囊肿）、腹膜等盆腔、腹腔部位。症状主要为逐渐加重且难以忍受的痛经。当子宫内膜异位至肠道时，有可能出现腹痛、腹泻、便秘甚至便血；子宫内膜异位至膀胱时，会出现排尿困难或血尿；甚至有患者可能出现鼻腔内异症，表现为不明原因流鼻血。值得注意的是，这些症状往往都周期性出现，且与经期密切相关。

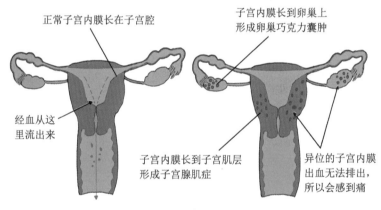

正常子宫内膜长在子宫腔

子宫内膜长到卵巢上形成卵巢巧克力囊肿

经血从这里流出来

子宫内膜长到子宫肌层形成子宫腺肌症

异位的子宫内膜出血无法排出，所以会感到痛

**子宫内膜异位症**

## 32. 什么是卵巢巧克力囊肿？

异位的子宫内膜在卵巢皮质内生长，随月经周期而周期性出血。然而，卵巢处异位的子宫内膜出血并不能像经血一样顺利排出，因此形成单个或多个囊肿，称为卵巢子宫内膜异位囊肿。通常囊肿内陈旧性血液逐渐形成咖啡色黏稠液体，呈巧克力样，故俗称卵巢巧

克力囊肿或"巧囊"。

## 33. 免疫系统在子宫内膜异位症的发展过程中发挥什么作用?

在经期,大多数经血以及脱落的子宫内膜通过阴道排出体外。但小部分子宫内膜会经由输卵管逆流入盆腔或播散到身体其他部位。当人体无法成功清除这些子宫内膜时,便会患上子宫内膜异位症。子宫内膜异位症的具体病因至今仍未明确。但是,科学家们普遍认为免疫系统在子宫内膜异位症的发展过程中发挥重要作用。正常的免疫系统往往能够监视并识别出异位的子宫内膜,并清除它们。而免疫系统异常往往会导致异常的炎症反应,可以促进异位的子宫内膜种植和生长,进一步推进病情的发展。因此正常的免疫系统有助于子宫内膜异位症的预防或病情的改善。子宫内膜异位症患者应保持健康饮食,并避免不良的生活习惯,例如抽烟酗酒。保持定期运动及良好的睡眠习惯也有助于增强免疫力。

## 34. 子宫内膜异位症该如何治疗?

子宫内膜异位症的治疗往往需要医生根据患者的症状、有无生育要求、年龄以及子宫内膜异位症的阶段来综合决定。治疗方案包括使用非甾体消炎药缓解疼痛;使用激素类药物〔包括口服避孕药、高效孕激素、雄激素衍生物、促性腺激素释放激素激动剂(gonadotropin-releasing hormone agonist,GnRHa)等〕抑制卵巢的活动;当卵巢巧克力囊肿有破裂或者在体内扭转的风险时,也会选择手术切除的方式。对于症状及病变均严重的无生育要求患者,可行子宫和双附件切除以及病灶清除手术;对于年轻的重症患者,可行保留卵巢功能手术,并辅以药物治疗;对于无生育要求的轻症患者,可药物治疗,随访观察。

### 35. 子宫内膜异位症致不孕的免疫学机制是什么?

子宫内膜异位症导致不孕的免疫学机制包括患者体内抗子宫内膜抗体明显增加,因而可通过对子宫内膜的免疫病理损伤作用,干扰胚胎着床及胚胎发育,导致不孕。另外,子宫内膜异位症患者体内巨噬细胞以及相应细胞因子的异常也可导致不孕。

### 36. 子宫内膜异位症的免疫学分析指标包括哪些?

子宫内膜异位症的免疫学分析指标包括抗子宫内膜抗体、CA125、CA199、血清细胞因子、黏附分子等。

### 37. CA125 在子宫内膜异位症患者的预后判断中有何价值?

研究发现,CA125 水平高的子宫内膜异位症患者往往无法产下健康婴儿,提示 CA125 可作为评估子宫内膜异位症患者生育力的一项指标。

### 38. 有哪些检测抗子宫内膜抗体的方法?

抗子宫内膜抗体的检测方法包括间接免疫荧光法、双向免疫扩散法、间接血凝法及酶联免疫吸附法（ELISA）。

### 39. 什么是卵巢早衰?

卵巢是女性独有的器官,承担着产生卵子和分泌性激素的功能,这些功能一方面为女性孕育生命奠定了基础;另一方面促进生殖器官的发育,维持女性第二性征,由内而外展示女性独特的柔美。卵巢早衰是指在女性 40 岁之前即出现卵巢功能衰竭,导致闭经长达 1

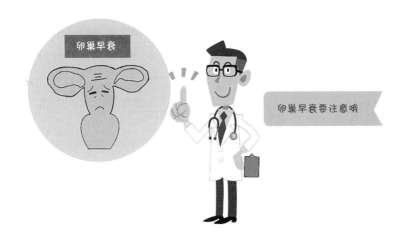

年以上的现象，通常继发于卵巢功能不全。卵巢早衰前，患者卵巢分泌雌激素和孕激素等性激素减少，出现排卵不规律或停止排卵，表现为月经周期紊乱、月经稀发或闭经。

### 40. 卵巢早衰在育龄女性中的发病率是多少?

卵巢早衰在全球育龄女性中的发病率大概为 1%，在 35 岁以下女性中的发病率约为 1/250。小部分女性在青春期甚至月经初潮前已出现了卵巢功能不全的情况，这些患者的卵巢无法发挥正常功能。对于患有卵巢早衰的女性来说，她们的卵巢可能会间歇性地排卵和分泌性激素，因此在卵巢储备功能完全衰竭之前，她们的月经周期还会持续数月或数年。

### 41. 卵巢早衰的临床表现有哪些?

卵巢早衰可能会突然发生，表现为患者月经周期突然停止；亦可能是一个渐进的发病过程，患者在闭经之前出现几个月的月经紊乱。大多数卵巢早衰患者的症状和围绝经期综合征患者的症状类似。这些症状包括潮热、阴道干燥、盗汗、骨质疏松和睡眠困难等，此外卵巢早衰还会影响患者的精神、情绪，如容易情绪激动、抑郁、暴躁等。患有卵巢早衰的年轻女性可能永远不会有月经来潮，甚至可能无法经历正常的青春期发育阶段。对于育龄期女性来说，卵巢早衰的最早迹象可能是受孕困难。这些症状的出现通常是由于卵巢功能不全导致的雌激素分泌减少。

### 42. 卵巢早衰的病因有哪些？

在患有卵巢早衰的女性中，近一半病例无法找到确切病因。目前研究发现的病因包括接受放疗或者化疗、吸烟史、卵巢手术史、患子宫内膜异位症或盆腔炎以及某些自身免疫性疾病等。它还与遗传有关，如果家族内直系女性亲属是卵巢早衰患者，那么患卵巢早衰的风险会大大增加。此外染色体或基因异常，比如脆性 X 染色体综合征和特纳综合征，也有可能和卵巢早衰相关。

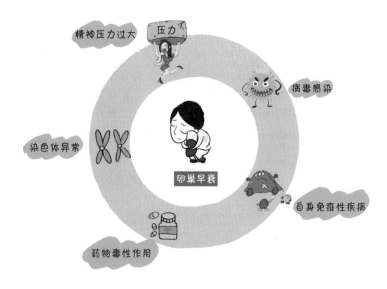

## 43. 卵巢早衰常合并哪些自身免疫性疾病？

免疫系统的工作是识别和清除危害健康的外来因素（可导致感染、癌症等）以及体内的异常细胞。然而，免疫系统有时会出现紊乱并开始攻击身体内正常的健康细胞。在某些卵巢早衰的病例中，免疫系统错误地攻击产生激素的器官，如卵巢、肾上腺、甲状腺等。对于卵巢早衰的女性应评估其肾上腺和甲状腺功能。如果患者的肾上腺受到攻击，会导致原发性肾上腺功能不全，又称艾迪生病，这是一种非常严重且可能危及生命的疾病，需要引起警惕。

## 44. 卵巢早衰是自身免疫性疾病吗？

卵巢早衰的病因比较复杂，它的发病与遗传因素、体内先天性的酶缺陷、感染和医源性因素等有关。截至目前，仍存在部分无法找到确切病因的卵巢早衰，被称为特发性卵巢早衰。此类卵巢早衰的发生是由于免疫系统分不清"敌我"，常常与患有肾上腺自身免疫性疾病有关，因此特发性卵巢早衰被认为是一种自身免疫性疾病，主要表现为机体全身免疫处于激活状态，卵泡的发育受到影响，从而导致卵巢稳态的改变。这种"过激"过程中，自身免疫系统主要攻击产生类固醇激素的排卵前卵泡和黄体，产生自身抗体；卵巢组织中出现淋巴浆细胞浸润，通俗地讲，就是卵巢发炎了，从而引起卵泡耗竭和卵巢功能的异常。另外，临床上有报道，对于卵巢早衰相关的不孕症患者，使用免疫调节疗法（如使用高剂量皮质类固醇）来调节失控的免疫状态可成功诱导排卵，间接说明了部分卵巢早衰与自身免疫有关。

## 45. 在卵巢早衰患者的血液中可找到哪些自身抗体?

在部分卵巢早衰患者的血液中可找到一些自身抗体。包括:

(1)抗卵巢抗体。在卵巢免疫应答的过程中,抗卵巢抗体会作用于卵巢上的靶细胞,引起过度的抗原抗体反应,导致卵子的退化、无法正常发育,阻碍性激素的分泌。

(2)促性腺激素抗体与类固醇细胞抗体。这两种抗体都与卵巢的分泌功能密切相关,当其在血液中蓄积时,与自身细胞相互作用,导致卵巢衰竭。

(3)甲状腺过氧化物酶抗体(TPOAb)。有研究发现卵巢早衰的女性中有 $14.0\% \sim 32.7\%$ 患有桥本甲状腺炎。

## 46. 如何治疗卵巢早衰?

被诊断出卵巢早衰对于患者情感是一种挑战,加上雌激素下降所导致的情绪波动,患有这种疾病的女性需要时间来调整情绪,而放松心情、适量的运动以及家人的支持可以帮助患者做到这一点。对于不同年龄段的患者,医生会考虑不同的治疗方案。

一般建议患者在 50 岁之前接受激素替代治疗,以预防雌激素水平下降导致的骨质疏松症和心血管疾病。服用这些激素还可以有效缓解更年期症状,包括潮热、盗汗和阴道干燥等。有生育要求的患者应咨询生殖科医生,了解治疗方案,尽早考虑借助辅助生殖技术进行体外受精-胚胎移植(IVF-ET);暂无生育计划的患者可考虑冰冻卵巢的技术为未来保留希望;若卵巢功能完全衰竭但有强烈生育意愿,患者可考虑使用供体卵子进行体外受精。

### 47. 什么是多囊卵巢综合征?

多囊卵巢综合征(polycystic ovarian syndrome,PCOS)是一种育龄期女性常见的复杂的内分泌紊乱综合征,以排卵异常和女性体内雄激素产生过多为特征,主要临床表现为月经失调、不孕、肥胖、多毛、痤疮。其发病率为5%~10%。由于患者卵巢中经常出现大量无法发育成熟的小卵泡,导致卵巢内有许多充满液体的囊肿,因而称为多囊卵巢综合征。

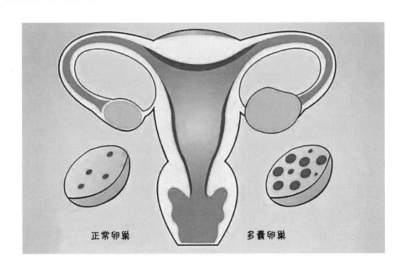

正常卵巢　　　　　多囊卵巢

### 48. 如何诊断多囊卵巢综合征?

根据鹿特丹标准,月经稀发、闭经、不规则子宫出血是诊断的必需条件,满足以下3项指标中任意2项即可诊断多囊卵巢综合征(PCOS)。

(1)月经稀发或闭经。

（2）高雄激素相关临床表现或高雄激素血症。

（3）超声下卵巢呈多囊改变。

同时还必须逐一排除其他可能引起高雄激素的疾病和排卵异常的疾病才能诊断 PCOS。因此，PCOS 是一个排除性诊断，有这些症状不一定就是多囊卵巢综合征，需要排除一些有相似症状的疾病。如果怀疑自己患有多囊卵巢综合征，建议去生殖内分泌门诊就诊。

## 49. 多囊卵巢综合征的病因是什么？

目前认为多囊卵巢综合征（PCOS）可能是遗传因素和环境因素共同作用的结果。

（1）遗传因素：多囊卵巢综合征的发病与遗传有关，具有家族聚集性，也就是说一个家族中有多个女性患有此病。目前研究显示多囊卵巢综合征呈常染色体显性遗传或 X 染色体显性遗传，未发现PCOS 发病的决定性基因。

（2）环境因素：环境因素同样与多囊卵巢综合征的发病有关。研究认为妊娠期子宫内激素环境影响胎儿成年后的内分泌状态，妊娠期暴露于高浓度雄激素环境，如母亲 PCOS 史、母亲因患先天性肾上腺皮质增生症而高雄激素控制不良等，其子代青春期后易发生排卵功能障碍。环境内分泌干扰物如双酚 A、持久性有机污染物如多氯联苯、抗癫痫药物、营养过剩和不良生活方式等均可升高多囊卵巢综合征的发病风险。

## 50. 多囊卵巢综合征与免疫有关吗？

多囊卵巢综合征（PCOS）是育龄期女性最常见的内分泌紊乱综合征，发病原因至今不清。最近的研究发现多囊卵巢综合征也是一种与自身免疫有关的疾病，也就是说患病机体表现为自身免疫识别系统的紊乱。据统计，患有自身免疫性疾病的女性发生多囊卵巢综合征的风险升高；同样多囊卵巢综合征的患者，其自身免疫性甲状腺疾病的患病率较普通人群显著升高 3 倍，尤其是桥本甲状腺炎。多囊卵巢综合征还与其他自身免疫性疾病，如格雷夫斯病（Graves' 病）、骨关节炎、1 型糖尿病、系统性红斑狼疮、牛皮癣等有很密切的关系。多囊卵巢综合征患者血清中自身免疫抗体（如抗核抗体、抗组蛋白抗体和抗双链 DNA 抗体等）水平明显升高；也有一部分患者表现出卵巢组织的慢性炎症，这一部分患者的卵巢中淋巴细胞占比失衡，表现为巨噬细胞的数量增多、异常活化、功能发生改变，还有多种炎性细胞因子标志物显著升高。因此，近年来多囊卵巢综合征被证实是一种与自身免疫有关的疾病。

### 51. 多囊卵巢综合征有哪些临床表现？

多囊卵巢综合征（PCOS）的临床表现呈多样性，多于青春期开始出现，常见于育龄期女性。主要的临床表现如下。

（1）月经失调：这是 PCOS 最常见的症状，主要表现为月经不规律、月经推迟，有些人 2～3 个月来一次月经，有些人甚至会闭经。

（2）不孕：这主要是多囊卵巢综合征患者排卵异常导致的。除此之外，自然流产的概率也会增加。

（3）多毛、痤疮：主要由高雄激素血症引起，是 PCOS 最独特的临床表现。

（4）肥胖：约 50% 以上的多囊卵巢综合征患者肥胖，通常采用体重指数（body mass index，BMI）进行肥胖分级。BMI = 体重（kg）/身高$^2$（m）$^2$，BMI ≥ 28 kg/m$^2$ 为肥胖。

（5）黑棘皮征：表现为颈背部、腹股沟等皮肤皱褶处皮肤增厚、灰褐色色素沉着，这与 PCOS 患者胰岛素抵抗有关。

多囊卵巢综合征不仅可以导致不孕，严重者还可引起子宫内膜癌、糖尿病、心血管疾病。因此一旦出现月经紊乱、月经量过少、肥胖、多毛等症状，需提高警惕，及时到生殖内分泌门诊就诊。

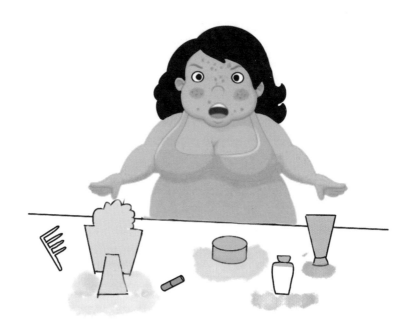

### 52. 多囊卵巢综合征患者可以生育吗?

虽然大部分多囊卵巢综合征患者常常因为不孕到医院就诊，但患多囊卵巢综合征的女性是可以生育的，只是往往需要在医生的帮助下怀孕。

### 53. 如何治疗多囊卵巢综合征?

多囊卵巢综合征的治疗可以归为以下几点：①运动、饮食调整和减肥；②服用药物，例如二甲双胍、避孕药、天然孕酮或螺内酯；③治疗体毛过多和痤疮。

若患者胰岛素水平过高，可以使用胰岛素增敏剂二甲双胍治疗，并且每天保持 30 分钟以上的运动，减少碳水化合物（如面包、米饭、土豆、甜食）的摄取，这将有助于降低胰岛素水平，诱导排卵。

肥胖的多囊卵巢综合征患者通过减肥不仅可以降低胰岛素水平，还可以增加怀孕的机会，月经更加规律并且体毛减少，更重要的是避免子宫内膜增厚的发生，从而降低子宫内膜癌的发生风险。

对于有生育要求的患者，可加用枸橼酸氯米芬（又称克罗米芬）或来曲唑助孕。这些药物可以刺激排卵。如果以上药物无效并且患者有胰岛素抵抗，二甲双胍会有所帮助。如果这些药物都无效，可以尝试其他助孕药物，如促卵泡激素（follicle stimulating hormone，FSH；能刺激卵巢）、促性腺激素释放激素激动剂（GnRHa；刺激释放促卵泡激素）和人绒毛膜促性腺激素（HCG；诱导排卵）。而没有生育要求的患者可以口服孕酮或者复方口服避孕药以维持月经规律。当然这些药物都应在医生的指导下服用，以避免严重的副作用。

## 54. 既然免疫因素可以导致不孕，那么是否可以用免疫学方法避孕？

以抗精子抗体为例，宫颈黏液中的精子特异性抗体可以导致精子凝集，进而阻止精子进入上生殖道；另外输卵管液中的抗精子抗体能抑制精卵结合。因此从理论上来说，可以用免疫学方法避孕。但是免疫学家对此避孕方法研究了数十年却未有研究成果，显示此法可能并不现实。

## 55. 免疫避孕的原理是什么？

免疫避孕的原理是选择生殖过程中生殖系统的抗原成分进行改造并制成疫苗，调动机体的免疫系统对其产生免疫应答，免疫攻击相应的靶抗原，干扰正常生殖生理过程中的某一环节而达到避孕目的。

## 56. 免疫避孕疫苗有哪些类型？

免疫避孕疫苗主要包括 3 种类型：①抗激素疫苗；②抗卵细胞透明带疫苗；③抗精子疫苗。

## 57. 免疫避孕疫苗安全吗？

免疫避孕疫苗具有科学性、长期性及可逆性，世界各国都在从事这方面的研究工作。此法处于实验和研究阶段，尚未进入临床试验，暂时无法对其安全性进行评价。

## 58. 免疫避孕疫苗有哪些优点？

（1）免疫避孕疫苗的抗原成分是一种非药理活性物质，接种使用时简便安全，易于为人们所接受，方便推广。

（2）避孕效果持续时间长（至少 12 个月），并具有可逆性。

（3）大规模合成或制造免疫避孕疫苗时价格低廉。

## 59. 接种免疫避孕疫苗可能有哪些风险？

（1）接种免疫避孕疫苗后在免疫反应增强和免疫反应减弱这两个阶段需借助其他方法避孕，如果在这两个阶段受孕，可能会导致胎儿损伤或先天畸形。

（2）与非靶标的交叉抗原发生免疫反应，引起自身免疫性疾病。

（3）抗原过量可致免疫复合物病。

（4）可能对部分接种者产生不可逆损伤。

# 第三章

# 妊娠相关疾病与免疫

## 1. 什么是母胎界面？它由哪些结构构成？

母胎界面是子宫内膜层与胚胎组织互相接触的界面，是母体与胎儿直接"对话"的界面。母胎界面由胎儿的滋养层细胞、母体的蜕膜组织（包括蜕膜免疫细胞、蜕膜基质细胞）共同构成。

## 2. 母胎界面有哪些功能？

母胎界面是成功妊娠和维持妊娠的关键部位。一方面，为胚胎提供足够的营养；另一方面，保护胚胎免受母体免疫攻击，维持免疫耐受。在妊娠的不同时期，母胎界面免疫微环境表现为动态平衡。

## 3. 什么是母胎免疫耐受？

经典的生殖免疫理论认为：妊娠相当于一次成功的同种异体移植，胚胎是具有一半父系遗传物质的半同种免疫复合物，会引发组织排斥反应，但实际上由于全身免疫系统和子宫局部的免疫调节，母体不会排斥胎儿，在对胎儿形成免疫耐受的同时保持抗感染的能力，从而成功妊娠并维持妊娠。

### 4. 母胎免疫耐受是如何形成的？

母胎界面主要由胎儿的滋养层细胞、母体的蜕膜免疫细胞和蜕膜基质细胞构成。滋养层细胞携带父系 HLA-G 抗原，与母体直接接触，易引发母体免疫反应；蜕膜基质细胞主要供给营养；蜕膜免疫细胞在母体免疫反应中同时发挥免疫促进和免疫抑制功能。这三类细胞在妊娠期相互作用，使母体保持对胎儿的免疫耐受。目前较公认的母胎免疫耐受假说有 HLA-G 抗原表达学说、Fas/FasL 与胎盘凋亡学说、Th1/Th2 型细胞因子平衡学说等。

### 5. 母胎免疫耐受有何意义？

母胎免疫耐受使母体面对相当于同种异体移植的胎儿时不会发生组织排斥反应，而产生保护性免疫应答，直至胎儿娩出。母胎免疫耐受机制的失衡可能导致不良妊娠结局，如复发性流产、感染、子痫前期、早产、胎儿宫内生长受限等。

### 6. 什么是复发性流产？

复发性流产（recurrent spontaneous abortion，RSA）又称为习惯性流产，是指与同一性伴侣连续遭受 3 次及以上的自然流产。实际上，连续发生 2 次自然流产时即应重视，因再次发生自然流产的风险与 3 次者相接近。

### 7. 由免疫因素导致的复发性流产常见吗？

复发性流产（RSA）的病因较为复杂，与遗传、免疫、内分泌、感染、解剖、胚胎畸形等因素有关。研究显示，超过 50% 的复发性流产与免疫因素有关。

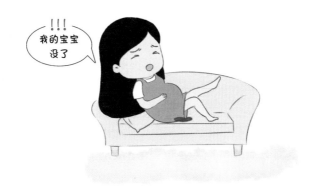

### 8. 复发性流产的免疫学检测方法有哪些?

采用间接血凝法检测 ABO 及 Rh 抗体、BA-ELISA 法检测抗透明带抗体、改良 ELISA 法检测抗磷脂抗体、改良的单向混合淋巴细胞封闭实验检测封闭抗体等。

### 9. 在进行复发性流产的免疫学诊断时需要注意哪些问题?

由于复发性流产的病因较为复杂,因而在进行免疫学诊断时,应首先排除非免疫性疾病,如黄体功能不全、夫妇内分泌或染色体异常、生殖道畸形或占位性病变等。对 ABO 及 Rh 抗体、抗透明带抗体、抗磷脂抗体、封闭抗体等进行检测与分析时,要做到全面、系统、重复,避免单次检查就下结论。

### 10. 男性精子 DNA 损伤是否与复发性流产有关?

传统观念认为女性因素在复发性流产的发生过程中起着决定性作用。近年来随着研究的不断深入,越来越多的证据表明男性因素同样重要。父本基因组在受精和胚胎发育过程中发挥着至关重要的作用。有证据表明，DNA 受到无法修复性损伤的动物精子，虽然也可能使卵子成功受精，但是胚胎发育能力显著降低，并且无法发育到成活子代，发生流产。有临床证据显示男性精子 DNA 损伤与复发性流产具有相关性。有研究发现复发性流产组男性精子 DNA 碎片率（DNA fragmentation index，DFI）显著高于对照组男性。这可能是由于 DNA 损伤的精子与卵子结合后产生的胚胎，其基因组的损伤程度会增加，可能造成在胚胎发育过程中的不同阶段 DNA 转录和翻译错误，导致胚胎发育停滞和流产。

## 11. 生精胶囊等相关中药能否改善男性精子 DNA 损伤？

男性精子 DNA 损伤主要由精子生成过程中染色质浓缩异常、精原细胞凋亡异常和氧化应激造成。有研究表明生精胶囊等相关中药可增强睾丸和附睾中超氧化物歧化酶（superoxide dismutase，SOD）的活力，保护抗氧化酶系统，发挥抗氧化应激作用，从而有效降低精子 DNA 碎片率（DFI）水平，提高精子 DNA 完整性。

## 12. 什么是反复胚胎种植失败？

在体外受精-胚胎移植（IVF-ET）的临床实践中，至少移植了 3 次胚胎，且每次移植 1～2 个优质胚胎，仍然不能成功妊娠的状况，称为反复胚胎种植失败。反复胚胎种植失败的病因复杂，与胚胎因素、子宫因素、免疫因素、炎症因素等有关。

## 13. 早产的定义是什么？

早产是指妊娠满 28 周但不足 37 周的分娩。此时分娩的新生儿称为早产儿。早产是导致新生儿死亡的最主要原因。

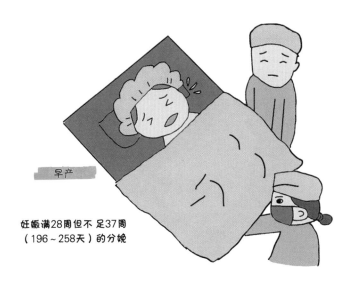

早产

妊娠满28周但不足37周
（196～258天）的分娩

**14.** 国内早产的发生率是多少？

国内早产的发生率为 5％～15％，围产儿死亡中 75％ 与早产有关。

**15.** 参与早产发生过程的细胞因子、趋化因子有
哪些？

细胞因子是导致炎症发生的重要因素，在早产发生过程中起重要作用，炎性细胞因子（IL-1、TNF-α、IL-6、IL-8、IL-27）、趋化因子（CCL14、CXCL6、CXCL12）等均参与早产发生过程。

**16.** 炎性细胞因子导致早产的可能机制有哪些？

在妊娠的大部分时间里，子宫平滑肌处于一种相对静息状态，使胎儿稳定发育。在孕晚期，子宫平滑肌收缩蛋白的表达增加，子

宫一旦受子宫收缩素的刺激，即发生收缩，启动分娩。前列腺素、催产素、血小板激活因子是引起子宫收缩的重要分子。在早产发生过程中，由于细菌感染的产物脂多糖或各种损伤性刺激，绒毛膜或蜕膜的免疫活性细胞产生细胞因子 IL-1 和 TNF-α，使前列腺素、催产素、血小板激活因子的合成增加、活性增高，诱发子宫收缩，引起早产。此外，IL-8、MIP-1α、RANTES 等细胞因子的合成增加也与早产发生密切相关。早产时 CD4$^+$ T 细胞/CD8$^+$ T 细胞比值升高，说明早产时细胞免疫功能增强，失去了对胎儿的免疫保护作用，母体出现对胎儿的排斥，这种母体的细胞免疫功能增强很可能是早产的重要原因。

## **17.** 以前血压一直正常，为何怀孕后就高血压了？

这种情况称为妊娠期高血压。妊娠期高血压至今病因不明，目前研究认为内在遗传因素与外在环境因素相互作用导致胎盘缺血缺氧是妊娠期高血压发病的主要机制。胎盘缺血缺氧促进生物活性因子释放到母体血液循环，导致全身重要器官（脑、肾、肝等）血管内皮增生、痉挛，从而引发高血压、蛋白尿、脑水肿和子痫等。主要包括以下几个因素。①炎症免疫过度激活，"胎盘浅着床"，母体对胎盘免疫耐受降低，可导致子痫前期的发生。②遗传因素。③血管内皮细胞激活和损伤。④子宫螺旋动脉重铸不足，血管阻力大，血流灌注减少。⑤氧化应激：可能与胎盘缺血缺氧、母体中过氧化底物增加和抗氧化作用减弱有关。⑥营养缺乏：低白蛋白血症和钙、镁、硒、锌、维生素 E 和维生素 C 等营养素缺乏与子痫前期发生发展有关。有研究发现饮食中钙摄入不足者的血清钙下降，导致血管平滑肌细胞收缩；硒可防止机体受到脂质过氧化物的损害，提高机体的免疫功能，避免血管壁损伤；锌在核酸和蛋白质的合成中有重要作用；维生素 E 和维生素 C 均为抗氧化剂，可抑制磷脂过氧化，减轻血管内皮细胞的损伤。

## 18. 什么是子痫前期？

子痫前期常表现为妊娠 20 周后新发的高血压，合并出现水肿、蛋白尿（尿蛋白≥300 mg/d），或孕妇的脑、心、肝、肾等终末器官功能受损。

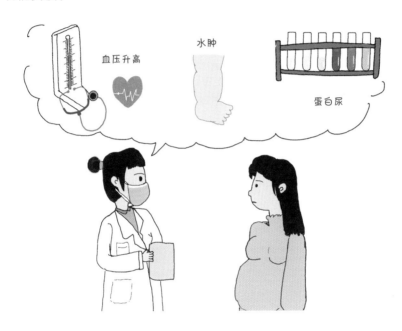

## 19. 为什么需要关注子痫前期？

子痫前期是妊娠与高血压并存的一种疾病，严重威胁母胎健康，妊娠期高血压的发病率为 5%～12%，子痫前期约占妊娠期高血压的 50%。子痫前期的基本病理生理变化是全身小血管痉挛和血管内皮损伤，因此母体及胎儿全身各个脏器都会发生血流灌注减少，容易引起母体脑出血、肾脏受损、肝脏受损、心衰、肺水肿等多脏器多系统的损害，以及胎儿缺氧、胎儿发育障碍的表现，甚至出现微血管改变，包括末梢循环凝血障碍、微血栓形成，可能会造成胎盘局部缺血、坏死、梗死，对母胎造成严重的危害，甚至会导致孕妇及胎儿的死亡。

### 20. 子痫前期的免疫学病因有哪些？

免疫学说认为，子痫前期是一种自身免疫性疾病。子痫前期时可能由于母-胎免疫不合、胎儿抗原负荷过重、母体免疫耐受缺陷等造成母-胎免疫适应不良，母胎的免疫耐受状态被打破，滋养层细胞受到免疫攻击，影响正常的生理功能，引起子宫螺旋动脉重铸障碍。

### 21. 既往妊娠时未发生子痫前期的女性在更换配偶后，再次妊娠时发病的危险性会增加吗？

会。有研究显示，既往妊娠时未发生子痫前期的女性在更换配偶后，再次妊娠时发病的危险性与对照组相比增加了30%。

### 22. 既往妊娠或既往流产会对子痫前期有一定的预防作用吗？

会。既往妊娠可以显著降低子痫前期的发病率，甚至既往流产也有一定的预防作用，而更换配偶则会失去经产的预防作用。产后的某些机制可能对其发病特异性有降低作用，并存在免疫抑制和免疫记忆。

### 23. 如何看待长期的精液暴露（晚婚，使用除避孕套以外的其他避孕措施一段时间后妊娠）可能对子痫前期有预防作用？

研究发现，初产妇和经产妇孕前性关系持续时间与子痫前期的发病率呈负相关，子痫前期患者中使用避孕套避孕者的发病率是对照组的 3 倍。子痫前期的发生可能与母体对胎儿生理学父亲精液免疫耐受不良有关。精液中含有 TGF-β，该因子可以诱导 Th2 型免疫反应和免疫耐受，多次的精液接触可以加强生殖道对精液的免疫耐受，从而预防子痫前期的发生。

## 24. 宫内死胎的定义是什么？

妊娠 20 周以后，胎儿在分娩前或分娩过程中死亡，这时胎儿仍在宫腔内，称为宫内死胎或胎死腹中。

## 25. 宫内死胎的原因主要有哪些？

宫内死胎的原因有很多，主要有遗传因素、母体因素、胎盘内分泌功能不足、免疫因素等。近年来发现原因不明的宫内死胎与自身免疫有关。

## 26. 宫内死胎的免疫因素主要有哪些？

抗磷脂抗体可干扰胎盘合体滋养层的正常生理功能，通过阻碍前列环素产生及直接与胎盘组织结合，诱导高凝状态血栓形成，从而引起流产及宫内死胎。补体属于先天性免疫防御系统，胎盘部位过度的补体激活可以引起胎儿死亡。常见抗体包括抗子宫内膜抗体及抗人绒毛膜促性腺激素抗体。抗子宫内膜抗体可以和子宫内膜细胞中抗原结合，激活补体系统，直接影响子宫内膜腺体功能，导致营养胚胎的糖原等分泌不足，使胚胎发育不良，最终导致流产。人绒毛膜促性腺激素（HCG）是维持妊娠所必需的激素。在流产的过程中，绒毛组织中的 HCG 可作为抗原刺激机体产生抗体；接受过 HCG 注射治疗的女性，其机体中抗人绒毛膜促性腺激素抗体可能为阳性，此类患者在临床上表现为不孕或复发性流产，说明自然流产与抗人绒毛膜促性腺激素抗体有着密切的关系。

## 27. 胎儿宫内生长受限的定义是什么？

胎儿宫内生长受限（fetal growth restriction，FGR）是指受母体、胎儿、胎盘等的病理因素影响，胎儿生长未达到其应有的遗传潜能，多表现为 B 超估测的胎儿体重或腹围小于相应孕周的第 10 百分位数。

## 28. 胎儿宫内生长受限在我国的发生率是多少？

临床上，胎儿宫内生长受限并不罕见，在我国的发生率为 2% 左右。

## 29. 如何根据简单的测量判断胎儿宫内发育状况？

（1）B 超：监测胎儿头围、腹围和股骨长度，如 B 超估测的胎儿体重小于相应孕周胎儿体重的第 10 百分位数，或腹围小于相应孕周胎儿腹围的第 10 百分位数，需考虑胎儿宫内生长受限（FGR）。

（2）测量宫高：子宫底高度连续 3 周测量均在第 10 百分位数以下，提示 FGR，预测准确率达 13%～86%。

## 30. 什么是 TORCH?

TORCH 一词由多种引起宫内感染的微生物英文名称的首字母组成。其中 T 代表弓形虫（toxoplasma），O 指其他（other，如沙眼衣原体、乙肝病毒、柯萨奇病毒、梅毒螺旋体和 HIV），R 指风疹病毒（rubella virus），C 指巨细胞病毒（cytomegalovirus），H 主要指单纯疱疹病毒（herpes simplex virus）。

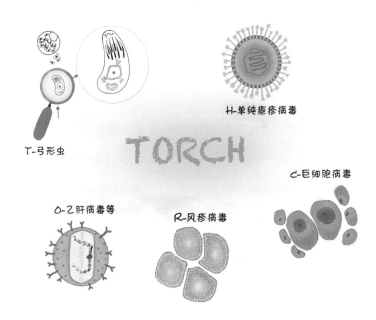

**31.** 孕妇感染 TORCH 可导致哪些不良妊娠结局？

　　TORCH 综合征是感染 TORCH 所致的一类疾病的统称。孕妇感染 TORCH 后大多无明显的临床表现或者症状轻微，但是 TORCH 可以通过胎盘、产道、母乳或者产后密切接触感染胎儿或新生儿。通过胎盘可引起宫内感染而导致流产、早产、胎儿严重畸形或死胎；通过产道、母乳或者产后密切接触可引起新生儿感染，如累及神经系统可造成不同程度的智力障碍、瘫痪、失聪、失明等严重后遗症。其中，弓形虫感染者以神经系统病变及眼部病变为主；风疹病毒感染者以心血管畸形及白内障为主；巨细胞病毒感染者以神经系统病变及耳聋为主；单纯疱疹病毒感染者可有皮肤、黏膜受损及骨的病变等。

**32.** 对于 TORCH 感染，有哪些免疫学诊断方法？

免疫学诊断方法包括酶联免疫吸附法（ELISA）、聚合酶链反应、胶体金免疫结合试验。其中 ELISA 具有灵敏度高、特异性强的特点，可常规检测 IgM 和 IgG 抗体，既可判断近期感染（根据 IgM 指标），又可检测人群抗体（免疫力）水平（根据 IgG 指标），是最受推崇的 TORCH 免疫学诊断方法。

# 第 四 章

# 性传播疾病与免疫

## 1. 性传播疾病包括哪些？

一般来说，性传播疾病主要指通过性接触、类似性行为及间接性行为传播的一组传染性疾病，简称"性病"。目前已有 20 多种疾病被归为性病，世界卫生组织（World Health Organization，WHO）将其分为四级。

（1）一级性病：艾滋病。

（2）二级性病：梅毒、淋病、软下疳、性病性淋巴肉芽肿、腹股沟肉芽肿、非淋菌性尿道炎、性病性衣原体病、泌尿生殖道支原体病、细菌性阴道炎、性病性阴道炎、性病性盆腔炎。

（3）三级性病：尖锐湿疣、生殖器疱疹、阴部念珠菌病、传染性软疣、阴部单纯疱疹、加特纳菌阴道炎、性病性肝周炎、瑞特氏综合征、B 群佐球菌病、疥疮、阴虱病、人巨细胞病毒病。

（4）四级性病：梨形鞭毛虫病、弯曲杆菌病、阿米巴病、沙门氏菌病、志贺氏菌病。

我国《性病防治管理办法》规定的性病包括淋病、梅毒、尖锐湿疣、非淋菌性尿道炎、生殖器疱疹、软下疳、性病性淋巴肉芽肿和艾滋病共 8 种。

## 2. 性传播疾病只通过性接触传播吗？

不是。虽然据统计 90% 以上的性病通过性接触直接传播，但是，其他方式也可以传播性病。性病的传播途径主要有以下几种。

（1）直接性接触传播：各种意义上的性行为都可能造成性病传播，包括阴茎-阴道性交、肛交、口交、性互慰及其他性行为。

（2）间接接触传播：如间接接触被污染的衣物、公共用品、便器等。

（3）血液或血液制品传播：输入性病病原体污染的血液、血液制品或与静脉吸毒成瘾者共用注射用具。

（4）母婴垂直传播：患病母亲通过胎盘、产道及母乳喂养感染婴儿。

（5）医源性传播：医疗器械污染、医务人员防护不当导致的自身感染。

（6）其他：如器官移植、人工授精等。

## 3. 什么是高危性行为？

高危性行为指未采取任何保护措施的性行为，包括无保护性交、多个性伴侣等。狭义上，可以指容易引起艾滋病病毒感染的性行为，如无保护肛交。

## 4. 是否只要不进行高危性行为，就一定不会得性传播疾病？

不是。性传播疾病也可以通过其他方式传播，高危性行为只会大大提高可能性，因此提倡大家不要进行高危性行为，这是预防性传播疾病的最佳方法。而得了性传播疾病也不意味着进行过高危性行为，因此，不要因为害怕所谓"坏了名声"而拒绝进行检查和治疗，从而错过了最佳治疗时机。

　　大多数性传播疾病感染的初期，由于症状不明显或不具有特异性，往往容易被忽略或误诊，因而未能得到及时的检查并进行针对性的处理，直到疾病发展到一定程度出现明显症状时才引起注意。此时疾病已对人体造成一定的伤害，给治疗增加了难度，对感染者的预后和传染病的防控都会造成负面影响。若能在高危性行为发生后及时进行相关检查来发现感染并及时采取治疗和控制措施（确诊前注射抗体、抗毒素等生物制剂以进行被动免疫），就能有效改善感染者的预后，甚至使其免于感染。

## 5. 戴避孕套可以预防性传播疾病吗？

　　戴避孕套不能完全预防性传播疾病。不与他人发生性行为是最有效的预防性传播疾病的方法，持续正确使用避孕套是预防性传播疾病的有效方法之一。然而避孕套隔离面积有限，可能会在性交的时候破损或脱落；有些人使用避孕套的方法不正确，过于依赖避孕套，反而会失去警惕。此外，前文也提到有些性传播疾病可以通过其他途径传播，不能仅通过戴避孕套来预防。总而言之，杜绝不洁的性交，注意生殖卫生才是预防性传播疾病的有效方法。

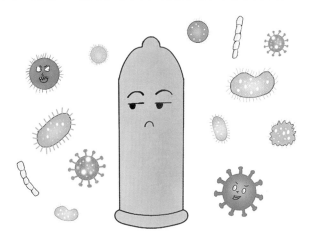

## 6. 一方得了性传播疾病，性伴侣需要检查和治疗吗？

需要，性传播疾病是一种传播性很强的疾病，一方得了性传播疾病，性伴侣应该一起进行检查和治疗。

## 7. 什么是淋病？

淋病是一种由淋球菌感染导致的性传播疾病，常见于性活跃的中青年，男性和女性均有感染风险，常见感染部位为泌尿生殖系统、眼部等。许多人在感染后并不会表现出任何症状，这让淋病的传播更加肆虐。男性患者常见症状包括排尿灼热、阴茎口流脓和睾丸疼痛等。女性患者症状较轻，以宫颈炎、尿道炎为主，主要症状包括阴道异常分泌物，也可出现排尿灼热、阴道不正常出血等。男性患者可能并发副睾炎、睾丸炎和前列腺炎，女性患者可能并发盆腔炎。如果淋病没有得到正确治疗，将导致反复感染，少数严重情况下，甚至可能会引起败血性关节炎或心内膜炎。因此，在感染之后及时寻求医生的帮助至关重要。

## 8. 淋病的传播途径有哪些？

淋病的主要传播途径是与淋病患者有性接触，包括阴道性行为、口交与肛交。淋球菌感染还可能导致淋病性咽喉炎和淋病性直肠炎。患有淋病的母亲可能在胎儿通过产道时感染胎儿，导致胎儿患先天性的淋病，严重者可能失明。儿童大多通过接触不洁的毛巾、衣裤、被褥、浴室用具等间接感染淋病，或因受性虐待所致。

## 9. 如何治疗淋病?

最常见的治疗方式是静脉注射头孢曲松或口服阿奇霉素。如果频繁使用抗生素，可能会提高细菌的耐药性，因此在治疗时应选择高剂量的头孢曲松。在治疗疗程达 3 个月后，建议患者再次进行相关的检查。确诊淋病后，2 个月内发生过性关系的性伴侣应该同步进行治疗。正确使用避孕套或禁欲，都可以预防淋病的传染。

## 10. 淋病治愈后是否终身免疫?

人体对淋球菌没有终身免疫，得过一次后如遇传染源还有再次感染的风险，临床上常有因为性伴侣未治疗造成再次感染的病例。因此得过淋病后更应加强个人防护，包括减少性伴侣和正确使用避孕套等。

## 11. 什么是梅毒?

梅毒是由梅毒螺旋体（又称苍白螺旋体）引起的慢性、系统性性传播疾病，是《中华人民共和国传染病防治法》中列为乙类防治管理的病种。梅毒主要通过性传播，临床上可表现为一期梅毒、二期梅毒、三期梅毒、胎传梅毒（先天梅毒）和潜伏梅毒等。

## 12. 梅毒的传播途径有哪些?

梅毒的传播途径有性接触传播、血液传播、母婴垂直传播。其中性接触传播是梅毒的主要传播途径，占 95% 以上。感染梅毒后 1~2 年内传染性最强，随着病程的延长传染性越来越弱，一般认为感染梅毒后 4 年以上时性接触传播的传染性十分微弱。患有梅毒的孕妇可通过胎盘或脐静脉将梅毒螺旋体传染给胎儿，引起胎儿宫内感染，导致流产、早产、死胎或分娩胎传梅毒儿。梅毒螺旋体在妊娠任何阶段都可引起感染，胎儿感染的风险随着妊娠时间的延长而增加。妊娠梅毒（发生在妊娠期的梅毒）多为潜伏梅毒，临床症状多不显著，但具有传染性。

### 13. 梅毒有哪些临床表现？

梅毒根据临床表现可以分为一期梅毒、二期梅毒、三期梅毒、胎传梅毒（先天梅毒）和潜伏梅毒。一期梅毒的标志性临床特征是硬下疳。二期梅毒以二期梅毒疹为特征，有全身症状，一般在硬下疳消退后隔一段无症状期再发生。1/3 未经治疗的梅毒螺旋体显性感染者发生三期梅毒，会有皮肤黏膜损害、近关节结节、心血管梅毒、神经梅毒等表现。

妊娠梅毒时，梅毒螺旋体可通过胎盘或脐静脉传染给胎儿，造成新生儿患胎传梅毒。孕妇因发生小动脉炎而胎盘组织坏死，造成流产、早产、死胎，只有少数孕妇可生产健康儿。

潜伏梅毒指患者感染后没有临床表现，但梅毒血清反应阳性，且具有传染性。所有孕妇均应在孕早期 3 个月内筛查梅毒。

### 14. 梅毒进入潜伏期后还具有传染性吗？

梅毒在潜伏期具有传染性。潜伏梅毒患者有梅毒感染史，无临床症状或临床症状已消失，除梅毒血清反应阳性外无任何阳性体征，因而潜伏梅毒是一个重要的易被忽视的传染源。妊娠梅毒患者无明显症状，因而其传染性易被忽略，再加上抗梅毒治疗率低，可导致流产、早产、死胎或分娩胎传梅毒儿等不良妊娠结局，对母婴的身体健康造成严重的威胁。

### 15. 如何治疗梅毒？

梅毒的治疗强调早诊断、早治疗、疗程规范、剂量足够。治疗后定期进行临床和实验室随访。性伴侣要同查同治，治疗期间禁止性生活。早期梅毒经彻底治疗可临床痊愈，消除传染性；晚期梅毒治疗后可消除组织内炎症，但已破坏的组织难以修复。青霉素，如水剂青霉素、普鲁卡因青霉素、苄星青霉素等为不同分期梅毒的首选药物。对青霉素过敏者可选红霉素等。

### 16. 梅毒治愈以后还会再感染吗？

患过梅毒的人经过正规驱梅治疗、定期随访而完全治愈后，不像患过其他疾病一样会产生保护性抗体。所以，患过梅毒的人治愈后要洁身自好，对生活中各个方面应加强注意，避免再次感染梅毒。

### 17. 什么是尖锐湿疣？

尖锐湿疣是由人乳头瘤病毒（human papilloma virus，HPV）感染所致的以肛周、生殖器部位增生性损害为主要表现的性传播疾病，又称生殖器疣或性病疣，主要通过性接触传播。

### 18. HPV 的易感性因素有哪些？

迄今，对 HPV 的易感性因素还不十分清楚，可能与以下因素有关：性关系混乱、多个性伴侣、过早性生活、长期口服避孕药、吸烟酗酒、妊娠次数多于 5 次、机体免疫力低下、遗传等。

### 19. 尖锐湿疣的传播途径有哪些？

尖锐湿疣的传播途径包括：①性接触传播，最主要的传播途径，故本病在性关系混乱的人群中易发生；②间接接触传播，小部分人可因接触尖锐湿疣患者使用过的物品而被传染，如内衣、内裤、浴巾、澡盆、便器等；③母婴垂直传播，分娩过程中通过产道传播而导致婴儿患喉乳头瘤病等；④医源性传播，如不规范的医疗操作。

## 20. 尖锐湿疣患者有哪些临床表现？

肛周和生殖器为典型尖锐湿疣的好发部位，男性多见于包皮、系带、冠状沟、阴茎头、尿道口、阴茎体、肛周、直肠内和阴囊，女性多见于大小阴唇、后联合、前庭、阴蒂、宫颈和肛周，偶见于肛周和生殖器以外的部位，如腋窝、脐窝、口腔、乳房和趾间等。女性阴道炎和男性包皮过长是尖锐湿疣发生的主要促进因素。尖锐湿疣的早期临床表现主要为细小淡红色丘疹，以后逐渐增大增多，单个或群集分布，湿润柔软，表面凹凸不平，呈乳头样、鸡冠状或菜花样突起，多数带有丝丝血迹，根部常有蒂，易发生糜烂渗液，触之易出血。皮损裂缝间常因有渗出的脓液和病原体的排泄物堆积而散发腐臭气味，且可因搔抓而引起继发感染。本病常无自觉症状，部分患者可出现异物感、痒或性交痛。直肠内尖锐湿疣可引起疼痛、便血、里急后重感。

## 21. 如何治疗尖锐湿疣？

对于尖锐湿疣，需将内在药物治疗与体外的物理设备治疗相结合，进行综合治疗。

（1）治疗诱因：包皮过长、阴道炎、包皮阴茎头炎、淋病等。

（2）提高机体免疫力。

（3）化学治疗：包括 0.5% 鬼臼毒素酊、5% 咪喹莫特霜、80%～90% 三氯醋酸或二氯醋酸等。

（4）其他：冷冻、激光、电灼、免疫等疗法，对于巨大尖锐湿疣需要手术治疗。

## 22. 尖锐湿疣治愈后是否终身免疫？

尖锐湿疣治愈后不能终身免疫。

## 23. 引起尖锐湿疣的 HPV 和引起宫颈癌的 HPV 是一回事吗？

两者是人乳头瘤病毒（HPV）的不同亚型。最常引起尖锐湿疣的亚型有 HPV 6 型、HPV 11 型，引起宫颈癌的为 HPV 16 型、HPV 18 型等。

## 24. 生殖道衣原体感染有何表现？

男性生殖道衣原体感染主要表现如下。①尿道炎：是男性生殖道衣原体感染最常见的症状，潜伏期一般为 5～10 天。表现为尿痛，排尿困难，尿道口红肿、外翻、黏液样或水样尿道分泌物等。②附睾炎：是沙眼衣原体感染所致尿道炎的主要并发症，常累及单侧，表现为不对称的附睾肿大、疼痛、水肿、硬结、发热，甚至造成不育。根据病程长短可分为急性（6 周以内）、亚急性（介于急、慢性之间）、慢性（3 个月以上）。③睾丸炎：阴囊明显肿胀、潮红、剧痛。④前列腺炎：以慢性为主，表现为排尿不适或前列腺不对称肿大、变硬，可导致尿道狭窄、精囊炎。

女性生殖道衣原体感染主要表现如下。①宫颈炎：女性宫颈为沙眼衣原体最常感染的部位，可无症状或出现阴道异常分泌物，非经期或性交后出血。宫颈衣原体感染如不治疗，可发展为盆腔炎。②尿道炎：可有排尿困难、尿频、尿急等。③孕妇的生殖道衣原体感染如未得到有效治疗，可传染新生儿，引起新生儿眼炎及肺炎。

### 25. 生殖道衣原体感染有哪些途径?

成人通常通过性接触传播途径感染生殖道衣原体,也可以通过手-眼接触将生殖道分泌物带至眼部从而导致结膜炎。此外,孕妇还可以通过母婴垂直传播传染新生儿。

### 26. 如何治疗生殖道衣原体感染?

目前对于成人沙眼衣原体感染导致的尿道炎、宫颈炎、直肠炎,通常采用的治疗方案为:阿奇霉素,单剂口服;或多西环素,每日2次,共7~10天。也可以根据具体病情、药源等情况使用其他种类药物。在患者出现症状或确诊前2个月内的所有性伴侣均应接受检查和治疗。患者及其性伴侣在完成治疗之前应避免性行为。

### 27. 什么是生殖器疱疹?

生殖器疱疹是由单纯疱疹病毒(HSV)感染生殖器、肛周皮肤黏膜引起的一种常见的性传播疾病,好发于15~45岁男女。引起生殖器疱疹的单纯疱疹病毒分为2种类型:HSV-1和HSV-2,大部分生殖器疱疹是因为感染HSV-2而发病的。

### 28. 生殖器疱疹的传播途径有哪些?

单纯疱疹病毒存在于皮损渗液、精液、前列腺液、宫颈及阴道的分泌物中,可通过性接触传播、母婴垂直传播,以性接触传播为主。通过感染者使用过的毛巾、便器等污染物间接接触传播和唾液传播的罕见。

## 29. 生殖器疱疹的临床表现有哪些？

主要表现为生殖器、肛周出现水疱、疼痛、瘙痒或溃疡，患者可有发热、头痛、乏力等症状。存在性滥交、不安全性行为或性伴侣有单纯疱疹病毒感染史等风险因素的人群，一旦发现生殖器、肛周出现水疱、瘙痒，需尽早就医以明确病情。

## 30. 生殖器疱疹好治吗？该如何治疗？

生殖器疱疹常呈慢性，反复发作，且通常难以治愈。主要通过口服阿昔洛韦进行抗病毒治疗，如果是初次发病，疗程为 7～10 天；复发性生殖器疱疹的疗程为 5 天；频繁复发者则需以较低的剂量服用较长时间。由于个体差异大，因此应在医生指导下充分结合个人情况选择个体化治疗方案。

## 31. 电线杆上治疗淋病、梅毒、尖锐湿疣的广告可靠吗？

不可靠。为了避免延误病情和不必要的经济损失，请到正规医院进行相关诊疗。

## 32. 什么是艾滋病？

艾滋病是获得性免疫缺陷综合征（acquired immunodeficiency syndrome，AIDS）的简称，由人类免疫缺陷病毒（human immuno-deficiency virus，HIV）引起的性传播疾病。

## 33. 为什么艾滋病患者的免疫功能严重缺陷?

HIV 进入人体后主要侵犯人体的免疫系统,包括 $CD4^+T$ 细胞、单核巨噬细胞和树突状细胞等,其中以 $CD4^+T$ 细胞为主,主要表现为 $CD4^+T$ 细胞数量不断减少。而 $CD4^+T$ 细胞在人体的细胞免疫和体液免疫中均起着重要的作用,因此感染 HIV 后人体的两种特异性免疫功能均出现严重缺陷,尤其是细胞免疫,导致各种机会性感染和恶性肿瘤的发生。

## 34. 哪些人会传播艾滋病?

HIV 可存在于传染源的血液、精液、阴道分泌物、唾液、眼泪、骨髓液、胸腔积液、腹腔积液、脑脊液、尿、羊水、母乳等体液以及脑、皮肤、淋巴结、骨髓等组织中。艾滋病患者及 HIV 携带者均具有传染性,其中无症状的 HIV 携带者是艾滋病难以控制的重要原因。

## 35. 艾滋病的传播途径有哪些?

(1) 直接性接触传播:包括同性、异性及双性性接触。

(2) 血液或血制品传播:与静脉吸毒成瘾者共用注射用具,接受 HIV 携带者的血液或血制品,不安全规范的介入性医疗操作、文身等。

(3) 母婴垂直传播:包括产前、产时和产后的传染。HIV 能在妊娠期通过胎盘传染胎儿,在分娩时能经产道传播,在新生儿出生后能经母乳喂养传播。

## 36. 艾滋病患者有哪些典型临床表现？

从感染 HIV 到发展为艾滋病要经历一个潜伏期，不同人的潜伏期长短不一，可短至几个月，亦可长达十几年，平均为 8 年。根据感染后的临床表现，可分为急性期、无症状期和艾滋病期三个阶段，前两个阶段无特殊表现。

（1）急性期：通常发生在感染 HIV 的 6 个月内。临床表现以发热最为常见，可伴有咽痛、盗汗、恶心、呕吐、腹泻、皮疹、关节疼痛、淋巴结肿大及神经系统症状。大多数患者临床症状轻微，持续 1～3 周后自行缓解。

（2）无症状期：持续时间一般为 4～8 年。在无症状期，由于 HIV 不断复制，免疫系统受损，$CD4^+T$ 细胞数量逐渐下降，可出现淋巴结肿大等。

（3）艾滋病期：①严重的细胞免疫缺陷，特别是 $CD4^+T$ 细胞；②发生各种机会性感染，如卡氏肺囊虫肺炎、口腔白假丝酵母菌感染、疱疹病毒感染、肺结核；③发生各种恶性肿瘤，如卡波西肉瘤、淋巴瘤。

## 37. 目前针对艾滋病有哪些治疗方法？

目前虽然没有针对艾滋病的特效药，但是早期治疗仍然非常重要，可通过早期治疗减缓免疫功能的衰退。由于尚无治愈方法，目前主要采取抗病毒治疗、免疫调节药物治疗和支持对症治疗。

（1）抗病毒治疗：抗病毒治疗可最大限度抑制病毒复制，保存和恢复机体免疫力，提高患者生活质量，减少艾滋病的传播。目前国际上共有 6 大类 30 多种抗病毒药物，分别为核苷类反转录酶抑制剂、非核苷类反转录酶抑制剂、蛋白酶抑制剂、整合酶抑制剂、融合抑制剂及 CCR5 抑制剂。国内的抗病毒药物有核苷类反转录酶抑制剂、非核苷类反转录酶抑制剂、蛋白酶抑制剂、整合酶抑制剂以及融合抑制剂，共 5 大类（包括复合制剂）。联合用药（鸡尾酒疗法）可增强疗效。

（2）免疫调节药物治疗：IFN-α、IL-2、丙种球蛋白、中药等。

（3）支持对症治疗：尽可能改善患者的进行性消耗。

# 第 五 章

# 生殖系统肿瘤与性器官移植的免疫学

## 1. 什么是肿瘤免疫学？

肿瘤免疫学是肿瘤学与免疫学交互渗透的一门学科，它研究肿瘤的抗原性、机体抵抗肿瘤的免疫机制及其与肿瘤发生发展的相互关系、肿瘤的免疫学预防、诊断和治疗。从免疫学的角度看，肿瘤就是一群异常表达抗原的体内自身的细胞。

## 2. 什么是肿瘤抗原？

肿瘤抗原是正常细胞转变为肿瘤细胞过程中，细胞表面出现的新抗原物质的统称，一般分为肿瘤特异性抗原和肿瘤相关抗原两大类。对于肿瘤抗原的检测有助于诊断肿瘤的种类、监测治疗效果、提示肿瘤诊疗敏感性以及判断预后。

## 3. 女性生殖系统肿瘤中常见的肿瘤抗原有哪些？

（1）CA125：被认为是目前卵巢上皮癌最好的标志物，其血清检测参考范围为＜35 U/mL。

（2）CA199：对于卵巢癌有 37％～53％ 的阳性率，其血清正常参考范围为＜40 U/mL。

（3）CA153：在部分浆液性卵巢癌中可升高。

（4）癌胚抗原（carcinoembryonic antigen，CEA）：在卵巢黏液性囊腺瘤、宫颈黏液性腺癌中可以升高。

（5）甲胎蛋白（alpha-fetal protein，AFP）：是卵巢恶性生殖细胞肿瘤敏感而特异的肿瘤标志物，特别是在内胚窦瘤及胚胎细胞癌中数值更高。

（6）人绒毛膜促性腺激素（HCG）：在葡萄胎、绒毛膜癌中升高。

（7）鳞状细胞癌抗原（squamous cell carcinoma antigen，SCC）：在宫颈癌、外阴癌中有较高的价值。

## 4. 男性生殖系统肿瘤中常见的肿瘤抗原有哪些？

甲胎蛋白（AFP）和人绒毛膜促性腺激素（HCG）在睾丸癌中异常升高。前列腺特异性抗原（prostate specific antigen，PSA）、前列腺特异性膜抗原和前列腺干细胞抗原在前列腺癌中升高，其中PSA被广泛用来诊断前列腺癌，是较好的肿瘤标志物。

## 5. 生殖系统肿瘤常用的酶类肿瘤标志物有哪些？

碱性磷酸酶：胎盘型碱性磷酸酶常作为宫颈癌和卵巢上皮癌的肿瘤标志物。

乳酸脱氢酶：用于卵巢上皮癌和生殖细胞肿瘤的检测。

端粒酶：与细胞衰老，肿瘤的发生、发展及分化程度有相关性。

## 6. 机体免疫系统是如何对抗肿瘤的？

人体内有一群消灭肿瘤细胞的清扫员——免疫细胞，如T细胞、自然杀伤细胞、B细胞、巨噬细胞等，它们能通过各种途径抑制肿瘤细胞的生长和向其他部位的扩散，或者直接杀死肿瘤细胞。因此，当机体免疫功能正常时，刚刚转化的肿瘤细胞就会被免疫细胞破坏清除，从而保证人体健康。

### 7. 什么是免疫监视？

免疫监视是指机体的免疫系统能够识别和杀伤变异的细胞，使变异的细胞在未形成肿瘤之前就被清除。只有当机体免疫监视功能不能清除变异的细胞，或变异的细胞生长超越了免疫监视功能的限度时，才会形成肿瘤。

### 8. 什么是肿瘤免疫逃逸？

正常情况下，机体依赖自身的免疫系统可以识别并清除肿瘤细胞，但为了生存，肿瘤细胞能够采用不同策略，使人体的免疫系统受到抑制，不能正常地清除肿瘤细胞，从而在机体抗肿瘤的过程中得以幸存。肿瘤细胞的上述特征被称为肿瘤免疫逃逸。

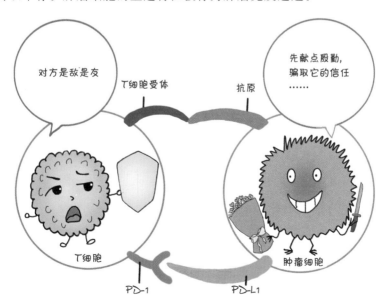

### 9. 诱发肿瘤免疫逃逸的因素有哪些?

诱发肿瘤免疫逃逸的因素主要有免疫抑制和免疫耐受。免疫抑制是指肿瘤可以诱导机体产生功能异常的免疫细胞来降低免疫力,此外,肿瘤细胞本身可以分泌物质抑制机体免疫系统抗肿瘤的功能。免疫耐受是指肿瘤细胞不表达或者低表达肿瘤抗原,将自己伪装成"正常"细胞,从而逃脱了机体免疫系统的攻击。

### 10. 为什么会出现肿瘤免疫耐受?

机体对肿瘤细胞的识别主要靠其表面的抗原,当肿瘤细胞表面可用来识别其身份的分子减少,或者肿瘤细胞表面出现了抑制免疫功能的物质,那么机体的免疫系统就无法正常识别和处理这些肿瘤细胞,进而发生肿瘤免疫耐受。

### 11. 什么是卵巢癌?

卵巢癌是指发生在卵巢的恶性肿瘤性疾病,原发于输卵管和腹膜的恶性肿瘤,其临床特征和治疗方式与卵巢癌相似,经常也被称为卵巢癌。卵巢癌可发生于任何年龄,其组织学类型多样,主要为上皮来源。

### 12. 卵巢癌常见吗?它的发病率是多少?

卵巢癌可发生在任何年龄段,总体而言卵巢癌绝大多数发生在50岁以上女性。在我国,卵巢癌约占女性生殖道肿瘤的23%,发病率居妇科恶性肿瘤第3位,呈逐年上升的趋势。我国每年死于卵巢癌的女性约为2.5万人,居妇科恶性肿瘤之首。

## 13. 为什么卵巢癌发现时已经多为晚期？

早期卵巢癌患者常无症状或症状不明显，不易发现，晚期卵巢癌患者的症状也不典型，所以卵巢癌发现时已经多为晚期。当出现持续下腹不适、腹胀、食欲下降、尿频等症状时应及早就诊。

## 14. CA125 是什么？ CA125 对卵巢癌的诊治有何临床价值？

CA125 是卵巢上皮癌最常用的肿瘤标志物，约 80％的卵巢上皮癌患者中 CA125 明显升高。

## 15. 卵巢癌患者的预后如何？

卵巢癌患者的总体预后较差，卵巢癌易于转移和复发，主要通过直接蔓延和腹腔种植途径转移。影响卵巢癌复发的危险因素如下。①肿瘤分期：早期卵巢癌患者的 5 年生存率可达 80％以上，中、晚期卵巢癌患者多在 1～2 年内复发。②组织学类型：浆液性癌、透明细胞癌比黏液性癌更容易复发。③化疗方案：术后以铂类药物为基础的化疗者复发率更低。④术后残留病灶：肿瘤能完全切净者预后更好。⑤年龄大、身体状况差、有其他合并症者更易复发。

## 16. 什么是子宫内膜癌？

子宫内膜癌是发生于子宫内膜的恶性肿瘤，以来源于子宫内膜腺体的最为常见，主要由雌激素长期过度刺激子宫内膜引起。肥胖、高血压、糖尿病、月经初潮早、绝经晚、不孕不育和卵巢疾病等是子宫内膜癌的高危因素。

### 17. 子宫内膜癌的发病率是多少？

子宫内膜癌为女性生殖道三大恶性肿瘤之一，占女性生殖道恶性肿瘤的 20%～30%，平均发病年龄为 60 岁，其中 75% 发生于 50 岁以上女性，其发病率居妇科恶性肿瘤第 2 位。

### 18. 子宫内膜癌有哪些临床表现？

早期子宫内膜癌的临床表现为各种异常的阴道流血，主要是绝经后阴道流血，未绝经患者可表现为月经紊乱、月经淋漓不尽甚至阴道大出血。晚期发生局部感染、坏死，可排出恶臭脓血样的液体。此外，小腹部隐隐作痛、腰疼也是可能出现的症状。

### 19. 如何确诊子宫内膜癌？

子宫内膜癌的确诊需依靠诊断性刮宫，取内膜组织进行病理学检查。怀疑子宫内膜癌时，需对患者进行体格检查、肿瘤标志物检查，结合超声、核磁共振、CT 结果可帮助诊断子宫内膜癌以及了解疾病进展情况。

### 20. 什么是宫颈癌？

宫颈癌，也称为子宫颈癌，是发生在子宫颈部位的恶性肿瘤，是最常见的女性生殖道恶性肿瘤。人乳头瘤病毒（HPV）是该病发生的最主要危险因素。可以通过定期筛查和接种 HPV 疫苗预防宫颈癌。早期宫颈癌治愈率高，预后相对好。

### 21. 宫颈癌的发病率是多少？

宫颈癌发病率居妇科恶性肿瘤第 1 位。近 40 年来宫颈癌的发病率和死亡率有明显下降趋势，与加强健康教育、HPV 疫苗接种和宫颈癌筛查有关。然而，宫颈癌的平均发病年龄降低，有年轻化趋势。在我国，宫颈癌发病以 40～50 岁为最多，60～70 岁是发病的又一高峰年龄段，20 岁以下少见。

## 22. HPV 感染与宫颈癌发病有何关系？

几乎所有的宫颈癌都与 HPV 感染相关。目前发现可以导致宫颈癌的是高危型 HPV，其中 HPV 16 型和 HPV 18 型与宫颈癌发生最密切，其他类型有 HPV 31 型、HPV 33 型、HPV 35 型、HPV 39 型、HPV 45 型、HPV 51 型、HPV 52 型、HPV 58 型、HPV 59 型、HPV 66 型、HPV 68 型、HPV 82 型等。大多数情况下，人体的免疫系统可以清除 HPV，只有少数女性持续性感染高危型 HPV 会导致宫颈癌前病变并发展为宫颈癌。

## 23. 宫颈癌有哪些诱发因素？

免疫力低下者，机体抵抗 HPV 感染的能力下降，如 HIV 感染者、器官移植后服用抗排异药物的人群。18 岁以下开始有频繁性生活的女性，感染 HPV 的概率高于其他女性；性伴侣越多，感染 HPV 的概率越高。对于已经感染 HPV 的女性，吸烟、多孕多产、长期生殖道其他感染也会提高宫颈癌的发病率。

## 24. 宫颈癌的常规筛查方法有哪些？

现行的是宫颈癌三阶梯筛查。第一阶梯筛查包括病毒学（是否有 HPV 感染）和细胞学筛查［液基薄层细胞学检查（thin-prep cytology test，TCT）或淋巴细胞细胞毒试验（lymphocytotoxicity test，LCT）］。第一阶梯筛查出现异常的人需进行第二阶梯筛查，即阴道镜检查，在阴道镜下看宫颈有没有异常，如果有异常，需对宫颈进行病理活检，即宫颈癌的第三阶梯筛查。宫颈癌三阶梯筛查可以发现早期的宫颈病变甚至宫颈癌，然后及早进行诊断、治疗。

### 25. 哪些人需要做宫颈癌筛查？宫颈癌筛查多久做一次？

按照国内外的宫颈癌筛查指南，所有 21 岁以上的女性，或者有 3 年以上性生活的女性，都应该被纳入宫颈癌筛查的范围。筛查从 21 岁开始一直持续到 65 岁。对于既往有过 HPV 感染、患过宫颈上皮内肿瘤的人，即使到了 65 岁，也建议继续筛查。宫颈癌筛查频率依个体情况而定，一般 3～5 年筛查一次。备孕的女性，如近一年内没有进行过宫颈癌筛查，应在孕前检查时进行宫颈癌筛查，或在第一次产检时进行筛查。感染 HIV 的女性、接受免疫抑制治疗的女性、子宫内已烯雌酚暴露的女性以及既往有宫颈上皮内病变或子宫颈浸润癌病史的女性，则应缩短筛查间隔。

### 26. 目前国内的 HPV 疫苗有哪些种类？

目前国内的 HPV 疫苗主要有 3 种，包括二价疫苗、四价疫苗和九价疫苗。二价疫苗可以对抗高危型 HPV，即 HPV 16 型和 HPV 18 型，预防 70% 的宫颈癌。四价疫苗除了对抗 HPV 16 型、HPV 18 型外，还可以对抗低危型 HPV，即 HPV 6 型和 HPV 11 型。九价疫苗对抗的 HPV 类型更为全面，除了四价疫苗的几种 HPV 类型外，还包括 HPV 31 型、HPV 33 型、HPV 45 型、HPV 52 型、HPV 58 型等多种 HPV 亚型，可以预防 90% 以上的宫颈癌。

### 27. 女性最适宜在多大年龄接种 HPV 疫苗？

不同种类的 HPV 疫苗适合的接种年龄不一样，一般二价疫苗适用于 9～45 岁，四价疫苗则是 20～45 岁，九价疫苗的接种年龄则是

16～26 岁。在推荐的接种年龄应尽早接种，接种年龄越小，对宫颈癌的预防作用越好。青春前期女性是重点推荐的接种 HPV 疫苗人群。

## 28. 男性可以接种 HPV 疫苗吗？

男性感染 HPV 后只有极少数会出现病变，如生殖器疣。但是男性感染 HPV 会导致其性伴侣感染，因此男性也可以接种 HPV 疫苗。但目前在我国，HPV 疫苗主要应用于女性，目的是预防宫颈癌，男性一般不需要接种 HPV 疫苗。

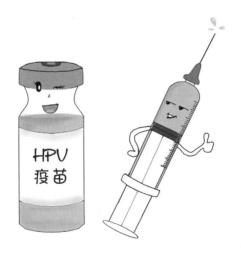

## 29. 什么是前列腺癌？

前列腺癌是发生在前列腺的上皮性恶性肿瘤，是男性泌尿生殖系统最常见的恶性肿瘤。前列腺癌进展非常缓慢，多数前列腺癌患者预后良好，10 年生存率达到 95％。

## 30. 前列腺癌有什么症状？

早期前列腺癌大多没有什么症状，当出现排尿困难、排尿疼痛或排尿异常，下背部、骨盆、上肢或其他部位骨骼慢性疼痛，体重明显下降，腿部肿胀，腿部无力或行走吃力，特别是同时伴有便秘等症状时，应及早就医。

## 31. 前列腺癌常见吗？在我国发病率是多少？

前列腺癌在老年男性中发病率极高，80％发生于65岁以上的男性。前列腺癌的发病率呈现逐年增高的趋势，是男性癌症患者死亡的主要原因之一。

## 32. 什么是前列腺特异性抗原（PSA）检测？

前列腺特异性抗原（PSA）检测是通过抽血进行PSA分析，血液中有少量PSA是正常的；如果血液中PSA明显高于正常水平，应该考虑到前列腺癌；若只是轻微升高，则有可能是前列腺发生了感染、炎症、肿大。

## 33. 为什么器官移植会发生排斥反应？

器官移植是将不属于自己的器官植入体内，体内会发生排斥反应，即排除异己。只要不是基因组完全相同的器官植入体内，都会发生排斥反应。皮肤移植的排斥反应最为剧烈，其次为肾移植，肝移植发生排斥反应的可能性相对较小。

## 34. 排斥反应分为哪几种类型？

可分为 4 种：超急性排斥反应、加速性排斥反应、急性排斥反应、慢性排斥反应。其中超急性排斥反应和加速性排斥反应治疗困难，最终结局可能是将移植物切除；大多数急性排斥反应可通过增加抗排斥反应药物的用量得到缓解；慢性排斥反应以预防为主，一旦发生则缺乏理想的治疗措施。

## 35. 卵巢移植适合哪些人？

卵巢移植主要适合：早期子宫恶性肿瘤没有转移到卵巢者、卵巢切除后发生严重内分泌失调者、卵巢早衰但是有生育要求者。

## 36. 卵巢移植有哪些方法？

主要包括自体移植和同种异体移植。自体移植适用于自身患有的疾病可能损伤卵巢者，在治疗前，把卵巢取出并冰冻储存起来，待治疗结束后再进行移植。同种异体移植是将别人的卵巢移植到体内，主要用于卵巢早衰、双侧卵巢切除术后、先天卵巢发育异常或其他原因导致卵巢功能丧失的患者。

虽然有女性在接受卵巢移植后成功受孕并分娩的病例报道，但现阶段对于该技术的手术方式、卵巢器官保护手段、移植后产生的伦理争议等诸多方面尚没有定论，尚需更多的基础研究和临床研究为该技术的临床运用提供理论技术支持。

## 37. 自体移植或同基因移植会发生排斥反应吗？

自体移植是发生在同一个体的移植，一般不发生排斥反应。同基因移植时供体和受体的基因完全相同，一般也不发生免疫排斥。

但是移植过程还是存在免疫系统的切换或变化，移植后出现不适时应该尽早就医。

### 38. 如何减少卵巢同种异体移植的排斥反应?

为了减少卵巢同种异体移植的排斥反应，在移植前需做好配型，提高手术水平，术后使用抗生素防止感染、抗凝药物防止血栓形成，最重要的是免疫抑制剂的合理使用及各项指标的监测。

### 39. 什么是睾丸移植?

睾丸移植是将自体位置异常的睾丸或供者的睾丸移植到阴囊中的一种手术。

### 40. 睾丸移植有哪些方法? 适合哪些人?

一般分为自体移植和同种异体移植两种。不过，由于睾丸的同种异体移植往往涉及伦理等诸多问题，因此睾丸移植指的就是睾丸自体移植。睾丸自体移植适合于手术难以纠正的高位隐睾或异位睾丸。当睾丸质量尚可时，将其从异位处切下，移植到阴囊中。

### 41. 睾丸移植后还能生自己的孩子吗?

对于高位隐睾或者异位睾丸的患者，早期进行睾丸自体移植手术可能改善已经受损的生精功能。但具体能否正常生育还要根据具体情况而定，如单侧手术一般不影响生育。

# 第六章

# 生殖系统的相关免疫治疗

## 1. 免疫治疗在辅助生殖技术中起什么作用？

辅助生殖技术的成功与否取决于移植胚胎的发育能力和子宫内膜容受性。许多因素与子宫内膜容受性有关，包括内膜的准备方案、子宫肌层收缩性以及胚胎和子宫内膜之间的相互作用，最后一项可能涉及免疫机制。因此为了改善辅助生殖技术人群的妊娠结局以及反复胚胎移植失败、反复妊娠丢失患者的预后，在 IVF-ET 治疗过程中可根据情况考虑引入了免疫治疗。

## 2. IVF-ET 中免疫治疗的基本原理是什么？

体外受精-胚胎移植（IVF-ET）中免疫治疗的基本原理是纠正免疫失衡，使得胚胎植入得以实现，妊娠得以维持，最终提高活产率。其中一些药物（如环孢素、硫酸羟氯喹片和皮质类固醇）已使用多年，且成本相对较低；但还有一些药物（如脂肪乳剂和他克莫司等）比较新，成本也高，用药风险知之甚少。辅助生殖医生应充分了解免疫治疗的益处和潜在风险，以便给患者提出适当的建议。在缺乏设计良好的随机对照试验和方法学上严格定量评估的研究等情况下，必须告知患者不确定的收益和风险。在部分研究中，免疫治疗是根据免疫检测结果进行的。鉴于免疫指标与辅助生殖技术人群的妊娠结局之间缺乏明确的关系，不推荐对普通辅助生殖技术人群进行免疫检测。

### 3. 皮质类固醇在免疫治疗中起什么作用？

**1. 促排卵期**

皮质类固醇（地塞米松、皮质醇、泼尼松龙、甲泼尼龙）在肾上腺皮质中产生，近些年被用于改善卵巢对控制性促排卵的反应以及减少外源性促性腺激素的用量，优化宫腔环境，提高 IVF-ET 中的着床成功率。此外，皮质类固醇被认为在男性有抗精子抗体的情况下可以改善 IVF-ET 的结局。

**2. 围着床期**

子宫内膜容受性受局部生长因子和细胞因子调节，这些因子在调节子宫内膜的免疫活动和非免疫活动中起着重要作用。NK 细胞在维持母胎免疫耐受和调节成纤维细胞侵袭中起着重要作用。异常的细胞因子活性和 NK 细胞过度活跃与着床失败和早期妊娠丢失有关。在围着床期应用皮质类固醇，可调节 NK 细胞和细胞因子，抑制炎症介质，从而提高子宫内膜容受性和着床成功率。

### 4. 为什么皮质类固醇可改善卵巢对控制性促排卵的反应？

皮质类固醇改善卵巢对控制性促排卵的反应基于以下几种可能的机制。

（1）地塞米松作为黄体化颗粒细胞和卵母细胞中 11β-羟类固醇脱氢酶 I 的底物，可直接介导正常卵泡的发育。

（2）皮质类固醇可作用于卵巢、肾上腺和垂体来抑制雄激素水平，因为大量的雄激素不利于正常卵泡的发育。

（3）皮质类固醇可以通过促进生长因子（如胰岛素样生长因子-1）的产生，使卵巢对外源性促性腺激素的作用敏感。排卵前卵泡皮质类固醇水平显著升高，提示皮质类固醇可能在卵母细胞成熟和排卵中起重要作用。

## 5. 粒细胞集落刺激因子和粒细胞-巨噬细胞集落刺激因子在生殖中的作用是什么？

在生殖组织中发现粒细胞集落刺激因子（granulocyte colony-stimulating factor，G-CSF）、粒细胞-巨噬细胞集落刺激因子（granulocyte-macrophage colony-stimulating factor，GM-CSF）和其受体，并在动物模型中发现这些细胞因子突变导致的生育力受损，因此希望用 G-CSF 和 GM-CSF 来改善 IVF-ET 的妊娠结局。它们的作用机制可能包括：①改善胚胎发育或降低非整倍体率；②改善子宫内膜厚度。

## 6. 静脉注射脂肪乳剂的作用是什么？

目前部分研究者认为静脉注射脂肪乳剂可抑制促炎介质。在早期妊娠小鼠模型中，静脉注射脂肪乳剂可降低子宫内膜中 NK 细胞的活性而显著降低自然流产率。在复发性流产患者中脂肪乳剂的应用仍有争议。

## 7. 静脉注射免疫球蛋白（IVIG）的作用是什么？

静脉注射免疫球蛋白（IVIG）具有抗感染和免疫调节的特性，被认为是免疫因素导致反复胚胎移植失败和反复妊娠丢失的潜在治疗方法，但目前临床数据有限，仍需大样本多中心研究来证实其有效性。

### 8. 外周血单核细胞的作用是什么?

胚胎的成功着床需要具有最佳局部炎症水平的子宫内膜的接受。异常细胞信号传导导致的免疫功能紊乱与着床失败有关,特别是在反复胚胎移植失败的 IVF-ET 病例中,可能与子宫内膜淋巴细胞募集不足有关。有学者认为,宫腔输注外周血单核细胞可治疗反复胚胎移植失败,其理论基础是母体免疫细胞对胚胎着床和胎盘形成的免疫耐受。

### 9. 他克莫司的作用是什么?

正常妊娠需要母体对入侵的滋养层细胞产生免疫耐受,以确保成功着床、胎盘形成和胎儿生长发育。反复胚胎移植失败与外周血 Th1/Th2 型细胞因子比值增高有关,表明 Th1 型细胞因子和 Th2 型细胞因子介导免疫排斥和免疫耐受。Th1 型细胞因子免疫反应与同种异体移植以及胚胎排斥反应有关。基于这一原理,一项前瞻性研究评估了他克莫司在反复胚胎移植失败患者中的疗效。他克莫司是一种免疫抑制剂,可抑制抗原介导的淋巴细胞增殖、细胞毒性 T 细胞产生、IL-2 受体的表达以及 IL-2 和 IFN-γ 的产生。

### 10. 在辅助生殖技术中免疫治疗有哪些风险与收益?

虽然短期进行某些免疫治疗(如应用环孢素、羟氯喹和皮质类固醇等)很少发生远期危害,但部分免疫治疗存在已知风险,必须权衡潜在的风险与收益。比如,静脉注射免疫球蛋白(IVIG)与发热、低血压、心动过速、血栓栓塞并发症和过敏反应有关。IVIG 的使用也与感染性疾病的发生风险有关。虽然静脉注射脂肪乳剂耐受性良好,但有发生黄疸和高热的报道。细胞因子如粒细胞集落刺激因子(G-CSF)用于骨髓移植中的健康捐赠者,全身给药后相关副反应包括骨痛和肌肉疼痛。他克莫司是预防器官移植排斥反应最常用的免疫抑制剂，已知的副反应包括肾毒性、神经毒性、高血压以及糖尿病。

## 11. 什么是 NK 细胞？

NK 细胞（表面标记为 CD56），又称自然杀伤细胞，主要分布于骨髓、外周血、肝、脾、肺和淋巴结。NK 细胞是一类无须预先致敏就能非特异性杀伤肿瘤细胞和病毒感染细胞的淋巴细胞，也是妊娠子宫蜕膜中主要的免疫细胞。它们还存在于非妊娠女性的子宫内膜中，在卵巢分泌的激素调控下发生周期性变化。排卵后，子宫内膜 NK 细胞大量增殖，至分泌晚期，至少占到子宫内膜基质的 30％。子宫内膜 NK 细胞属于固有免疫细胞，缺乏抗原特异性受体，在调节细胞稳态、分化以及防御方面发挥重要作用，杀伤能力较弱。

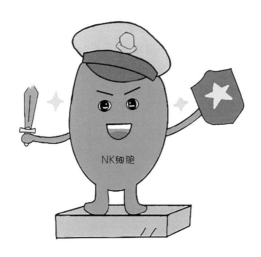

### 12. 子宫内膜 NK 细胞有什么功能？

胚胎作为半同种移植物不被母体免疫系统排斥，受多种因素影响，其中子宫内膜局部免疫因素起着重要的调节作用，而子宫内膜 NK 细胞就是子宫内膜中重要的淋巴细胞。子宫内膜 NK 细胞已被证明在胎盘形成、蜕膜血管生长和子宫螺旋动脉重塑过程中发挥重要作用。子宫内膜 NK 细胞数量异常及功能紊乱能导致内膜血管和子宫螺旋动脉发育异常、胎盘形成不良，从而增加流产和子痫前期的风险。

### 13. 子宫内膜 NK 细胞的作用机制是什么？

目前我们对子宫内膜 NK 细胞的作用机制了解得并不十分透彻，它们可能通过调控血管内皮生长因子的分泌来影响子宫内膜从月经期、增生期，逐渐向分泌期和妊娠期内膜蜕膜化的转变。NK 细胞还有可能通过影响滋养层细胞入侵子宫蜕膜及相邻肌层，实现对子宫螺旋动脉的重铸来改善胎儿的生长发育，如果滋养层细胞侵袭能力不足，可能会导致胎儿宫内生长受限、先兆子痫或自然流产发生。然而更多的作用机制有待进一步的研究。

自然杀伤细胞，这一名字很容易被想象成会攻击胎儿的母体免疫细胞。目前不但没有证据表明子宫内膜 NK 细胞会"杀伤"滋养层细胞，相反，它们可能通过分泌细胞因子帮助胎盘的早期种植。

### 14. 外周血 NK 细胞的检测价值如何？

基于复发性流产和不孕女性子宫内膜 NK 细胞功能异常这一假设，对不孕和复发性流产女性进行外周血 NK 细胞检测已经越来越普遍。但目前存在几个问题。

第一，子宫内膜 NK 细胞不同于外周血 NK 细胞，检测外周血

NK 细胞并不能反映子宫内膜 NK 细胞的状况。

第二，健康人群外周血 NK 细胞比例波动在 $5\%\sim29\%$，将不孕或复发性流产女性外周血 NK 细胞超过 $12\%$ 定义为异常且给予治疗并不是非常严谨。外周血 NK 细胞比例可受多种因素影响，比如性别、种族、年龄和压力，同时没有迹象表明正常范围的高值具有危害性。

第三，NK 细胞的检测结果来自不同实验室的不同研究，出入较大。体外试验检测的 NK 细胞毒性，与体内的 NK 细胞功能并不能等同，但通常子宫内膜 NK 细胞比外周血 NK 细胞的杀伤活性要低很多。

## 15. NK 细胞的检测有哪些潜在风险？

（1）过度检测、缺乏明确的参考值范围使部分女性被误诊为免疫问题。

（2）治疗价格昂贵。临床上应将治疗的决定权交给医生和患者，在医生评估、患者知情后做出恰当的决定。

（3）NK 细胞的检测本身并没有危害，因为 NK 细胞的检测对象是复发性流产或反复体外受精-胚胎移植（IVF-ET）失败的患者，积极的检测不等于过度医疗，过于消极甚至忽略免疫检测反而可能断送患者从中获益的机会。所有治疗都存在风险，要充分告知患者治疗的利弊，在患者知情同意后用药。

## 16. 什么是黏膜疫苗？

黏膜疫苗指通过黏膜免疫反应对疾病进行预防和治疗的疫苗。黏膜疫苗可以通过激活机体黏膜的免疫应答而阻止病原体的入侵，还可以通过诱导抗原特异性的黏膜耐受而选择性地治疗自身免疫性疾病、变态反应性疾病及感染性的免疫病理紊乱等。无论是对感染性疾病的预防还是自身免疫性疾病的治疗，黏膜疫苗都离不开黏膜佐剂或抗原运输载体。

黏膜是保卫人体的首道防线，95％以上的感染由病原体入侵黏膜引起，如对人类生命危害较大的艾滋病、脑膜炎、流感、弓形虫病、结核、腹泻、淋病、肝炎及重症急性呼吸道综合征等，且由此引起的免疫功能紊乱常成为自身免疫性疾病或机会性感染甚至肿瘤发生的重要机制。因此针对细菌、病毒及寄生虫等病原体的黏膜疫苗研究具有重要意义。

黏膜免疫除了诱导抗原特异性黏膜 IgA 和血清 IgG 应答外，也可诱导相反类型的免疫应答，即诱导全身无应答状态（如口服耐受）。口服可溶性抗原能诱导机体出现一种对同一抗原再次刺激的免疫无应答状态，称为口服耐受。机体摄入大量食物时，黏膜免疫系统能进行准确识别并迅速做出反应，不会对其进行清除。口服耐受保证了肠道内正常菌群的存在。至于重症肌无力、关节炎、1 型糖尿病、类风湿关节炎等系统性炎症疾病及移植排斥反应，目前尚无很好的治疗方法。黏膜疫苗能诱导形成黏膜耐受，可能为自身免疫性疾病提供一种全新的免疫治疗方法。

## 17. 黏膜疫苗的接种途径有哪些？

滴鼻、口服和经阴道都是黏膜疫苗的接种途径。相较于肌内注射，黏膜疫苗的接种途径显然更加无痛且具有非侵入性，然而目前得以应用的黏膜疫苗还很少，如口服脊髓灰质炎减毒活疫苗，针对腺病毒、轮状病毒、流感病毒和霍乱弧菌的疫苗，以及目前还处于研究阶段的新冠肺炎鼻喷疫苗等。

# 第七章

# 生殖免疫科用药就医咨询

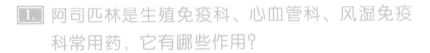

**1.** 阿司匹林是生殖免疫科、心血管科、风湿免疫科常用药，它有哪些作用？

(1) 小剂量：75～300 mg/d，抗血小板聚集。

(2) 中剂量：500 mg/d～3 g/d，解热镇痛。

(3) 大剂量：>4 g/d，消炎及抗风湿。

**2.** 生殖免疫治疗为什么常用阿司匹林？

自然流产的常见原因有免疫问题和病理性高凝状态。一方面，阿司匹林有消炎及抗风湿的作用；另一方面，阿司匹林可通过抗血小板聚集，减少血栓形成。

**3.** 妊娠期服用阿司匹林安全吗？

妊娠期因免疫问题或病理性高凝状态而服用小剂量阿司匹林是安全的。安全剂量：12.5～75 mg/d，美国食品药品监督管理局（Food and Drug Administration，FDA）推荐的安全剂量是 81 mg/d。妊娠期服用阿司匹林不影响胎儿血小板及肺循环，不增加胎儿畸形率，不诱发胎儿及新生儿出血。

## 4. 妊娠期最晚可以服用阿司匹林到什么时候？

每个人的病情不一样，需要根据孕妇免疫问题、病理性高凝状态、既往流产孕周等因素进行调整。

## 5. 长期服用小剂量阿司匹林有哪些副作用？如何预防？

（1）最常见的副作用是胃黏膜损害，可引起上消化道出血。可通过采用溶剂型阿司匹林或同时服用胃黏膜保护药预防。

（2）有出血倾向或胃肠道疾病者应谨慎使用，可定期监测血小板聚集及凝血指标。

（3）痛风急性发作时服用阿司匹林易诱发高尿酸血症，加重病情。

## 6. 服用阿司匹林时加用其他药物有无影响？

增强药效：与抗凝药同时应用、饮酒。
减弱药效：与碱性药物合用。

## 7. 妊娠期服用阿司匹林时出血怎么办？

如果在妊娠期服用阿司匹林时出现阴道流血或消化道出血，应及时停药返诊，咨询医生，在医生的指导下使用止血药物，不要擅自增减药量。

## 8. 患甲亢了，如何合理选择怀孕时机？

甲亢未控制时，不建议怀孕。通过服用抗甲状腺药（ATD）治疗至甲功正常，停药后或减少 ATD 剂量后，可以怀孕。如果是在妊娠后诊断的甲亢，可根据孕妇意愿，首先进行药物治疗。如果采用了放射性[131]I 治疗，治疗后 6 个月或以上可以怀孕。

## 9. 怎么治疗妊娠期甲亢？

首选抗甲状腺药（antithyroid drug，ATD）治疗；如有合适时机可采用手术治疗；禁忌使用放射性[131]I 治疗。

## 10. 妊娠期甲亢用药需要注意什么？

目前常用的抗甲状腺药主要有丙基硫氧嘧啶（propylthiouracil，PTU）和甲巯咪唑（methimazole，MMI）。PTU 与蛋白质结合紧密，通过胎盘和进入乳汁的量均少于 MMI，所以在妊娠期或哺乳期优先选用。如果孕前使用的是 MMI，在怀孕后应尽早改服 PTU，在孕 3 个月后可以考虑换回 MMI（20～30 mg/d 是安全的）。

## 11. 妊娠期甲亢手术治疗有哪些指征？

对药物过敏；服药效果不佳或不能规律服药；甲状腺肿明显，需要药量很大；心理负担重。手术选择在孕 4～6 个月进行。

## 12. 产后甲亢用药需要注意哪些问题？

产后不但不能停药，有时还需要加量。丙基硫氧嘧啶（PTU）可进入乳汁，乳汁中的含量为服药量的 0.07％，可以哺乳。建议哺乳之后再服药，服药后间隔 3～4 小时再哺乳。

## 13. 叶酸是什么？

叶酸化学名称是蝶酰谷氨酸，是水溶性 B 族维生素成员之一，又称为维生素 $B_9$。其一般性状为淡黄色结晶，在热、光线、酸性环境中均不稳定。哺乳动物体内无法合成叶酸，需要从食物中摄取，四氢叶酸是叶酸的生物活性形式。20 世纪 90 年代，发现围孕期补充叶酸可大大避免胎儿神经管缺陷的发生。

## 14. 为什么要补充叶酸？叶酸有哪些生理功能？

叶酸是一碳单位的载体，参与合成 DNA、RNA、血红蛋白，此外还参与氨基酸之间的转化以及肾上腺素等重要甲基化合物的合成。

## 15. 哪些人容易缺乏叶酸？

摄入不足者：叶酸依赖于从食物中摄取，而相关食物摄入量不足。

吸收不良者：酗酒、服用某些药物，维生素 $B_{12}$ 或维生素 C 的缺乏会导致叶酸吸收不良。

需求增加者：妊娠期叶酸消耗增加。

利用能力下降者：可检测叶酸利用能力的 3 个关键基因位点。

## 16. 妊娠期怎么补叶酸？

多吃富含叶酸的食物，如深绿色蔬菜、柑橘类水果、豆类、坚果、动物肝脏等。但受食物加工方式影响，食物中叶酸的生物利用度低，因此膳食补充不能代替合成叶酸补充。

吃合成叶酸：我国推荐孕前 3 个月至孕早期 3 个月补充叶酸

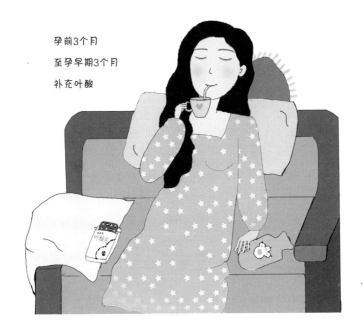

孕前3个月
至孕早期3个月
补充叶酸

0.4 mg/d。国外推荐：低风险人群在孕前3个月至产后6周或哺乳期补充叶酸0.4 mg/d；中风险人群在孕前3个月至孕12周补充叶酸1.0 mg/d，孕12周至产后6周或哺乳期每日补充含0.4～1.0 mg叶酸的复合维生素；高风险人群在孕前3个月至孕12周补充叶酸4.0 mg/d，孕12周至产后6周或哺乳期每日补充含0.4～1.0 mg叶酸的复合维生素。建议补充叶酸前进行相关实验室检查，明确风险程度后再补充，具体遵医嘱。

## 17. 补充叶酸有哪些不良反应？

补充叶酸一般很少发生不良反应，个别长期大量服用叶酸者可出现厌食、恶心、腹胀等消化道症状。偶见过敏现象，如皮疹、瘙痒、头晕、呼吸困难。大量服用叶酸时，可出现尿色黄。

## 18. 过量补充叶酸有哪些不良后果?

对其他药物的影响:干扰抗癫痫药的作用,使癫痫发作临界值明显降低,诱发癫痫发作。

消化系统:厌食、恶心、腹胀、口苦或味觉失常。

神经系统:睡眠模式改变、注意力不集中、易怒、过度兴奋、思维混乱和判断力下降。

对代谢的影响:掩盖维生素 $B_{12}$ 缺乏的早期表现,从而导致神经系统受损。增加肾脏负担。

对子代的影响:增加子代儿童期哮喘的风险,可能降低免疫力。

## 19. 影响叶酸补充效果的因素有哪些?

经常饮酒影响叶酸吸收。

氨甲蝶呤等抗叶酸药、避孕药会降低叶酸的血浆浓度。

抗癫痫药、雌激素、磺胺类药物、安眠药、镇静剂等可影响叶酸的吸收。

## 20. 孕期吃二甲双胍会对胎儿有不良影响吗?

目前没有证据显示二甲双胍会增加胎儿出生缺陷的风险(A 级证据)。不过目前妊娠期糖尿病的诊治指南并不建议妊娠期使用二甲双胍。临床上,医生需要根据患者情况综合考虑。

## 21. 经常看到药品被分为 A、B、C、D、X 类,这是什么意思?

根据药物对胚胎、胎儿危害性的不同,美国食品药品监督管理局(FDA)将药物分为 A、B、C、D、X 类,可供妊娠期用药参考。

A 类：经临床对照研究，不能证实药物对胚胎、胎儿的危害，此类药物对胚胎、胎儿安全。

B 类：经动物实验研究，未见药物对胚胎、胎儿的危害。无临床对照试验，是妊娠期使用相对安全的药物。

C 类：动物实验表明药物对胚胎、胎儿有不良影响，但对孕妇的治疗作用可能超过对胚胎、胎儿的不良影响，故在权衡利弊后，谨慎使用。

D 类：已经有足够的证据证明药物对胚胎、胎儿有害，只有在孕妇患严重疾病而其他药物无效的情况下考虑使用。

X 类：各种实验证实药物会导致胚胎、胎儿异常，除对胚胎、胎儿造成危害外，几乎没有益处，是孕前或妊娠期禁用的药物。

综上所述，妊娠期推荐使用 A、B 类，慎用 C 类，不用 D、X 类。

## 22. 二甲双胍有哪些副作用及处理方法是什么？

呕吐、恶心、腹泻、口中有金属味。处理方法：服用时缓慢加量。

乏力、疲乏、头晕。这些是一过性的反应，不需要处理。

皮疹。一旦出现皮疹立即停药。

## 23. 什么是自身免疫性疾病？

自身免疫性疾病是机体免疫系统对自身抗原发生免疫反应，造成自身组织或器官的病理性损伤，影响其生理功能，并最终导致各种临床症状的一类疾病。

### 24. 在生殖科哪类人患自身免疫性疾病的风险较大？

自身免疫性疾病好发于女性，常在育龄期发病，在妊娠期病情加重，很多患者需要药物治疗才能安全度过妊娠期，特别是有不良生育史的女性更易患此类疾病，如：

自然流产次数≥2次，包括：空孕囊、无胎心、胎心消失、胎死宫内等。

胎儿宫内发育迟缓、羊水减少、子痫前期等不良妊娠史者。

体外受精或促排卵怀孕后空孕囊、无胎心、胎心消失者。

体外受精多次失败者（≥3次）。

原因不明性不孕不育者。

卵巢早衰者。

### 25. 常见的自身免疫性疾病有哪些？

抗磷脂抗体综合征、桥本甲状腺炎、干燥综合征、系统性红斑狼疮、类风湿关节炎、特发性血小板减少性紫癜、溃疡性结肠炎、1型糖尿病、卵巢早衰（自身免疫性）、混合性结缔组织病等。

### 26. 自身免疫性疾病有哪些特点？

病因不明；好发于女性；有遗传倾向；患者血清内有多种自身抗体或自身反应性致敏淋巴细胞存在；疾病有重叠现象，即一个患者可能同时患一种以上自身免疫性疾病；病程长，多迁延，为慢性；免疫抑制剂治疗可取得一定疗效。

## 27. 什么是系统性红斑狼疮?

系统性红斑狼疮（systemic lupus erythematosus，SLE）是一种可累及全身多系统、多脏器的自身免疫性疾病，由于体内有大量致病性自身抗体和免疫复合物而造成组织损伤。

正常情况下人的免疫力就像健康卫士，当有细菌、病毒等"外敌"入侵时，机体的免疫力就会被激活，把"外敌"消灭。自身免疫异常的患者产生的部分自身抗体"敌我不分"，攻击人体正常的组织器官，于是自身免疫性疾病就发生了。

## 28. 系统性红斑狼疮有何血清学特点?

血清中出现以抗核抗体为代表的多种自身抗体和多系统、多脏器受累是系统性红斑狼疮（SLE）的两个主要特征。

## 29. 系统性红斑狼疮的发病率高吗?

系统性红斑狼疮（SLE）是一种世界范围内的疾病，我国的患病率为70/10万～75/10万。本病好发于育龄期女性，患病年龄以15～40岁为多，男女比为1∶（7～9）。

## 30. 系统性红斑狼疮患者可以怀孕吗?

系统性红斑狼疮（SLE）本身一般不会影响患者的受孕能力，所以SLE患者可以怀孕。但由于性激素在SLE发病中的作用，SLE患者在妊娠期会出现病情复发或加重情况，影响妊娠的进展和结局，因此SLE患者怀孕必须是有计划的。SLE患者应该在风湿科医生的指导下进行孕前评估，需评估自身抗体、重要脏器功能、疾病活动度和药物使用情况等，选择合适的治疗药物，在控制病情活动的基础上，选择合适妊娠时机并制订妊娠计划。

**31.** 系统性红斑狼疮患者什么情况下可以备孕？妊娠期需要停药吗？

系统性红斑狼疮（SLE）患者必须同时满足下述条件才可以备孕。

（1）病情不活动，且保持稳定至少 6 个月。

（2）糖皮质激素泼尼松的使用剂量为 15 mg/d（或相当剂量）以下。

（3）24 h 尿蛋白定量为 0.5 g 以下。

（4）无重要脏器损害。

（5）停用免疫抑制药物，如环磷酰胺、氨甲蝶呤、雷公藤、霉酚酸酯等至少 6 个月。对于服用来氟米特的患者，建议先进行药物清除治疗，在停药至少 6 个月后才可以备孕。

SLE 患者妊娠后很容易出现病情活动，因此妊娠期药物治疗是维持病情平稳和妊娠期安全的重要保障。治疗 SLE 的药物有多种，根据疾病的不同阶段及病情轻重有不同的治疗方案。SLE 患者在妊娠期不可擅自停药，一定要在专科医生的指导下调整用药。

**32.** 系统性红斑狼疮患者在妊娠期有哪些风险？

系统性红斑狼疮（SLE）患者在妊娠期，发生妊娠期高血压、肾功能受损、静脉血栓栓塞、胎儿宫内生长受限、早产、流产、死胎、死产等妊娠并发症的风险增加，同时可能会发生新生儿红斑狼疮和新生儿先天性心脏畸形。因此，系统性红斑狼疮患者孕前和妊娠期需要风湿科和妇产科医生共同管理。

## 33. 系统性红斑狼疮患者在妊娠期应该注意些什么？与正常孕妇相比产检有何不同？

系统性红斑狼疮（SLE）患者一旦怀孕，应定期到产科和风湿科随诊。妊娠期随诊的内容包括详细的病史与体格检查。同时还应进行全面的实验室检查，包括血常规、尿常规、24 h 尿蛋白定量、肝功能、肾功能、生化及电解质水平检测、血糖、血尿酸、血清补体、免疫球蛋白定量、抗双链 DNA 抗体水平监测等，对疾病的整体情况或有无复发进行评估。

对合并抗磷脂抗体综合征的患者，应定期监测抗心磷脂抗体（ACA）、狼疮抗凝物（LA）、抗 β2-糖蛋白 1 抗体水平；监测其胎儿大小、羊水量、胎盘功能和成熟度，判断胎儿宫内安全程度。

在妊娠 28 周前每 4 周随诊 1 次，自第 28 周始每 2 周随诊 1 次。当临床表现或血清学检查提示有病情复发可能时，应缩短随访间隔。

## 34. 系统性红斑狼疮患者选择顺产还是剖宫产？

系统性红斑狼疮（SLE）患者终止妊娠的方式需要风湿科与产科医生共同做出决定。由于系统性红斑狼疮患者的妊娠过程有较高危险性，容易发生并发症，因此可以适当放宽剖宫产的指征。对于整个妊娠过程平稳、产科情况允许的患者，可以进行顺产。此外，需要注意的是，进行剖宫产手术时糖皮质激素的使用量需要进行调整。部分 SLE 患者在终止妊娠后仍可出现病情活动，特别是妊娠期有病情活动的患者。对于因系统性红斑狼疮复发或存在子痫前期而终止妊娠的患者，产后需严密监测系统性红斑狼疮病情变化，警惕病情加重。

## 35. 系统性红斑狼疮患者可以母乳喂养吗？

系统性红斑狼疮（SLE）患者可以母乳喂养。口服泼尼松、泼尼松龙、甲基泼尼松龙、羟氯喹以及使用低分子肝素的患者都可以进行母乳喂养。服用环磷酰胺、霉酚酸酯、氨甲蝶呤、来氟米特、硫唑嘌呤、环孢素 A、他克莫司的系统性红斑狼疮患者不宜母乳喂养。服用泼尼松剂量超过 20 mg/d 或相当剂量者，应弃去服药后 4 小时内的乳汁，并在服药 4 小时后再进行哺乳。

## 36. 什么是干燥综合征？

干燥综合征是一种主要累及全身外分泌腺的慢性炎症性自身免疫性疾病。顾名思义，外分泌腺的分泌物不进入血液，而是由导管流出去。当这些腺体受损时，就像河流断流、水库干涸、土地干裂一样。所以，干燥综合征患者常有口干、眼干、皮肤干痒、阴道干涩等以干燥为主的表现，甚至吞咽干性食物困难，需要饮水才能下咽。

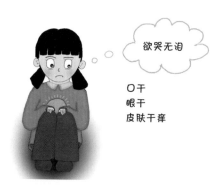

## 37. 我经常眼干是得了干燥综合征吗？

干眼症是眼科的常见疾病，又称角结膜干燥症，是指任何原因造成的泪膜不稳定和眼表损害，从而导致眼部不适的一类疾病。其常见症状包括眼干、眼痒、有异物感、灼热感、分泌物黏稠、怕风、畏光等，较严重者眼睛会红肿、充血。

而干燥综合征的眼干是干眼症中的一种特殊类型，发病率比较低。眼科检查诊断为干眼症的患者不一定都是干燥综合征；反之，眼科检查未诊断为干眼症的患者也不能排除干燥综合征的可能性。

## 38. 哪些人容易得干燥综合征？在我国患病率是多少？

干燥综合征好发于女性，男女比为1：（9～20）。发病年龄多在40～50岁，也见于儿童。随着近年来诊断技术和重视程度的提高，患者在疾病早期就可以被诊断。

据报道，有26％的干燥综合征患者在35岁以前被诊断。我国原发性干燥综合征的患病率为0.29％～0.77％。在老年人群中患病率为3％～4％。

## 39. 得了干燥综合征会影响生孩子吗？

干燥综合征本身并不影响女性患者的生育能力，但是会影响妊娠结局。因为一旦怀孕，胎儿及胎盘在妈妈肚子里会被各种自身抗体攻击，造成胎盘功能障碍、胎儿先天性房室传导阻滞、新生儿狼疮、新生儿血色病以及对胎儿在宫内的生长产生不良影响，从而胎儿低体重、早产、流产发生风险增加，剖宫产率增加。

## 40. 干燥综合征患者怎样才能顺利生个健康的宝宝？

目前对于干燥综合征的预防与治疗方法尚无统一定论。因为目前没有足够的证据推荐任何治疗，所以建议干燥综合征患者在专业医生的指导下进行个体化备孕及产检。

## 41. 干燥综合征患者接受治疗后，什么时候才能备孕?

干燥综合征患者有生育要求时，建议在风湿科医生的评估下，于病情稳定（6个月以上）、未服药或服用药物影响最小、停用环磷酰胺等细胞毒药物（6个月以上）、无重要器官或系统病变并能在妊娠期密切随诊时，可以备孕。如果有妊娠意愿及计划，但正在使用不适合妊娠期的药物，应先换用适合的药物，并需观察足够的时间（一般为2~3个月），确保换用的方案能将病情控制在缓解和稳定状态。妊娠前如果疾病复发，应在病情稳定后备孕。

## 42. 干燥综合征患者备孕期能不能用药? 对宝宝会有影响吗?

虽然古语云"是药三分毒"，但是孕前及妊娠期不能一味地拒绝用药。

对于干燥综合征患者，一般认为产前及妊娠期尽早使用糖皮质激素，对以下情况可能是有益的：胎儿扩张型心肌病；具有高致死性的胎儿房室传导阻滞；前次妊娠分娩过先天性房室传导阻滞患儿的抗 SSA 抗体、抗 SSB 抗体阳性的母亲，因再次分娩先天性房室传导阻滞患儿的危险性增高到 16%，可考虑预防性用药。

糖皮质激素在妊娠期应用较为安全，泼尼松龙、甲泼尼龙在妊娠的早、中、晚期均可使用。所以备孕期是可以继续用药的，不需要停药。

但由于其对水盐和物质代谢的影响，易出现妊娠期高血压和糖尿病，且易合并骨质减少和感染，影响孕妇健康和胎儿生长，故应避免使用大剂量糖皮质激素，尽可能用最小剂量维持缓解状态，同时应积极控制血压、血糖，积极补充钙质以预防骨质疏松。

根据最新文献报道：妊娠期可考虑使用的药物包括糖皮质激素、羟氯喹、柳氮磺吡啶、硫唑嘌呤、环孢素。妊娠期禁用的药物包括氨甲蝶呤、环磷酰胺、霉酚酸酯、来氟米特、沙利度胺等。

所以，用药不是盲目的，也不是毫无禁忌的。结合患者自身情况，合理用药很关键。

## 43. 妊娠期干燥综合征该怎么治疗？

干燥综合征尚无可以根治的方法。妊娠期干燥综合征的治疗目的主要是终止或抑制患者体内发生的异常免疫反应，保证胎儿宫内正常生长发育，预防妊娠期并发症及新生儿并发症。妊娠期对干燥综合征的治疗主要包括对症治疗和系统治疗。对症治疗主要是涎液和泪液的替代治疗。系统治疗包括：①低分子肝素、阿司匹林、NSAIDs 药物和环氧合酶-2 抑制剂改善微循环；②糖皮质激素、丙种球蛋白预防胎儿房室传导阻滞；③免疫调节剂及免疫抑制剂，妊娠期可考虑使用的药物包括羟氯喹、硫唑嘌呤、环孢素 A；④生物制剂，如利妥昔单抗。以上每种药物都有严格的用药剂量、时机要求及相应的副作用，应在医生的指导下使用，并强调产前与产后对母婴进行严密的监测，且必须在风湿科和妇产科医生的共同管理下进行孕前和妊娠期的随访观察。

## 44. 干燥综合征患者在妊娠期和产后需要注意什么？

在妊娠期对母亲、胎儿以及在产后对新生儿应进行严密监测。

（1）对抗 SSA 抗体、抗 SSB 抗体阳性患者，应积极监测胎心，定期进行多普勒超声心动图检查，注意胎儿房室传导阻滞的问题。

（2）加强产前检查，注意胎儿是否有骨骼发育不良、宫内生长受限、宫内窘迫等。

（3）由于干燥综合征患者常同时患有其他自身免疫性疾病，有血小板减少、反复流产史或静脉血栓形成，因此应注意筛查有无合并抗磷脂抗体综合征，注意抗磷脂抗体综合征对妊娠的影响。

（4）妊娠期使用糖皮质激素维持治疗的患者更易发生妊娠期高血压和妊娠期糖尿病，需要密切关注血压和血糖。

## 45. 什么是促排卵？

促排卵，就是通过药物作用促进卵泡的生长发育，并使用药物诱导排卵从而达到生育目的，主要用于治疗有生育要求而存在排卵障碍的育龄期女性。

## 46. 在临床上促排卵分为哪些类型？

在临床上促排卵分为诱导排卵（ovulation induction，OI）和控制性卵巢刺激（controlled ovarian stimulation，COS）。OI 一般以诱导单个卵泡或少数卵泡发育为目的。COS 旨在诱导多个优势卵泡发育，即多个卵母细胞成熟，以提高获卵率，多用于试管婴儿。

## 47. 哪些人适合诱导排卵呢？

（1）有生育要求但持续性无排卵和稀发排卵的不孕患者，常见病因为多囊卵巢综合征（PCOS）及下丘脑性排卵障碍。

（2）黄体功能不足者。

（3）因排卵障碍（卵泡发育不良）导致的不孕和复发性流产者。

（4）其他，如配合宫腔内人工授精（intrauterine insemination，IUI）治疗时、不明原因不孕者、患轻型子宫内膜异位症（endometriosis，EMs）者等。

## 48. 哪些情况下不适合诱导排卵呢？

（1）高促性腺激素性无排卵：促卵泡激素（FSH）值≥40 IU/L 时提示卵巢功能低下，包括性腺发育障碍、切除、损伤等，卵巢早衰或卵巢促性腺激素抵抗综合征。

（2）先天性生殖道畸形或发育异常，如先天性无阴道、无子宫或始基子宫等。

（3）双侧输卵管阻塞/缺失。

（4）因患急性盆腔炎或者严重全身性疾病而不适合妊娠。

（5）对卵巢刺激药物过敏或不能耐受。

（6）妊娠期或哺乳期女性。

（7）男方无精子症，非供精助孕周期。

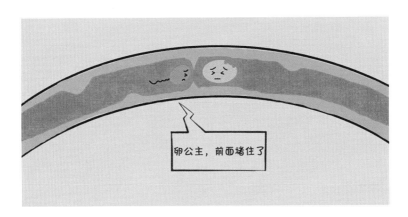

## 49. 哪些情况下不能轻易促排卵，需要经过医生专业评估及权衡利弊后才可促排卵呢？

（1）原发性或继发性卵巢功能低下。

（2）有血栓栓塞家族史或血栓形成倾向。

（3）性激素相关恶性肿瘤（如乳腺癌、子宫内膜癌、卵巢癌）治疗前后。

## 50. 常用的诱导排卵的药物有哪些?

（1）枸橼酸氯米芬（又称克罗米芬）。

（2）芳香化酶抑制剂，如来曲唑。

（3）促性腺激素类。

## 51. 枸橼酸氯米芬是什么?

枸橼酸氯米芬（又称克罗米芬），英文全称 clomifene citrate，简称"CC"，是选择性雌激素受体调节剂。药物半衰期大约为 6 天，口服后在肝脏灭活，部分储存在脂肪组织中，排泄缓慢，1 个月后仍然能在体内检测到其残留物。

## 52. 枸橼酸氯米芬的作用机制是什么?

枸橼酸氯米芬主要以抗雌激素的特性发挥作用，通过竞争性占据下丘脑雌激素受体，干扰雌激素的负反馈，促使促卵泡激素（FSH）与黄体生成素（luteinizing hormone，LH）分泌增加，刺激卵泡生长。

枸橼酸氯米芬还可直接作用于卵巢，增强颗粒细胞对垂体促性腺激素（gonadotropin，Gn）的敏感性和芳香化酶的活性。

## 53. 使用枸橼酸氯米芬有哪些适应证?

（1）多囊卵巢综合征（PCOS）。

（2）黄体功能不足。

（3）不明原因不孕症、子宫内膜异位症（EMs）Ⅰ期或Ⅱ期等。

（4）其他：因排卵障碍导致的不孕。

## 54. 怎么服用枸橼酸氯米芬？

自月经周期第 2~6 天开始服用，推荐起始剂量为 50 mg/d，连用 5 天。如卵巢无反应，第 2 周期逐渐增加剂量。

## 55. 服用枸橼酸氯米芬会有副作用吗？

会有一定的副作用，常与剂量相关，且停药后通常是可逆的。一般较轻，约 10% 可能发生潮热、卵巢增大、腹部不适，少数有头痛、恶心、呕吐、乳房痛等症状。单用枸橼酸氯米芬（CC）发生卵巢过度刺激综合征（ovarian hyperstimulation syndrome，OHSS）的可能性较小，停药数周即可消失。

## 56. 枸橼酸氯米芬有哪些缺点？

（1）枸橼酸氯米芬的局部抗雌激素作用使宫颈黏液稠厚，不利于精子穿行，并影响子宫内膜发育。虽有优势卵泡生长，但子宫内膜过薄影响胚胎着床。所以虽然枸橼酸氯米芬促排卵的有效性约 80%，但妊娠率仅有 35%~40%。

（2）枸橼酸氯米芬可能会导致多卵泡发育，从而导致卵巢过度刺激综合征（OHSS）和卵巢扭转等发生。

## 57. 枸橼酸氯米芬有哪些优点？

枸橼酸氯米芬是美国食品药品监督管理局（FDA）批准的用于促排卵的经典"老药"，疗效确定，安全性高。

## 58. 芳香化酶抑制剂来曲唑的作用机制是什么？

芳香化酶抑制剂来曲唑（letrozole，LE）的作用机制如下。

（1）限制了雄激素向雌激素转化，使体内雌激素相对不足，影响雌激素对下丘脑－垂体的负反馈作用，导致促性腺激素（Gn）分泌增加，从而促进卵泡发育。

（2）雄激素在卵泡内蓄积，增强促卵泡激素（FSH）受体的表达并促使卵泡发育。卵泡内雄激素的蓄积还可刺激胰岛素样生长因子-I及其他自分泌因子和旁分泌因子的表达，在外周水平通过胰岛素样生长因子-I系统提高卵巢对激素的反应性。

## 59. 来曲唑有哪些适应证？

（1）多囊卵巢综合征（PCOS）。

（2）因排卵障碍导致的不孕。

（3）其他：对不明原因不孕症、子宫内膜异位症（EMs）Ⅰ期或Ⅱ期，疗效尚不明确。

## 60. 怎么服用来曲唑？

自月经周期第2～6天开始服用，推荐起始剂量为2.5 mg/d，连用5天。如卵巢无反应，第2周期逐渐增加剂量（递增剂量2.5 mg/d），最大剂量为7.5 mg/d。

## 61. 服用来曲唑可能有哪些副作用？

来曲唑诱导排卵的剂量小，不良反应少，耐受性好，长期大剂量服用可能出现恶心、头痛、骨痛、潮热、体重增加或减轻、失眠等。

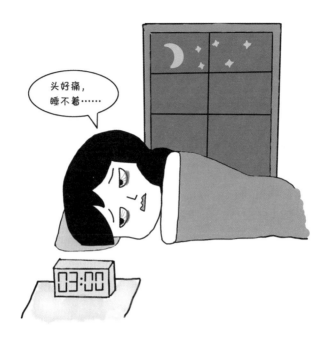

### 62. 来曲唑有哪些优点?

（1）绝大多数情况下仅仅诱导单卵泡发育。

（2）通过外周和中枢两方面发挥促排卵作用。与枸橼酸氯米芬相比，来曲唑对子宫内膜和性激素水平的不利影响小，促排卵效果好。

现有的研究结果显示，在活产率、排卵率、单卵泡发育率方面来曲唑优于枸橼酸氯米芬，多胎妊娠率低于枸橼酸氯米芬。

### 63. 来曲唑用于促排卵有哪些缺点?

来曲唑的说明书上没有促排卵的作用，临床应用属于超适应证用药。

## 64. 临床上使用的促性腺激素分为几类？

促性腺激素，英文简称"Gn"，分为两大类：天然促性腺激素和基因重组促性腺激素。

## 65. 天然促性腺激素有哪些？

天然促性腺激素包括天然的、从绝经妇女尿中提取的，如人绝经促性腺激素（human menopausal gonadotropin，hMG）、尿源性人促卵泡激素（uFSH）；从孕妇尿中提取的尿源性人绒毛膜促性腺激素（uHCG）。

每支 hMG 含有促卵泡激素（FSH）、黄体生成素（LH）各 75 IU。hMG 中所含的 LH 对诱导超排卵不利，进行纯化后，每支 hMG 中含有 FSH 75 IU，LH<1 IU。

## 66. 基因重组促性腺激素有哪些？

基因重组促性腺激素包括重组 FSH（rFSH、rFSH-α、rFSH-β）、重组黄体生成素（rLH）和重组 HCG（rHCG）。每支 rFSH 含 FSH 75 IU，LH<0.001 IU。

促卵泡激素（FSH）有增加卵泡数量和促进卵泡发育的作用。黄体生成素（LH）用于补充 LH 或刺激排卵，适用于低促性腺激素、卵巢反应迟缓、年龄较大的患者。人绒毛膜促性腺激素（HCG）有诱导排卵和黄体支持的作用。

## 67. 促性腺激素有哪些适应证？

（1）下丘脑－垂体中枢排卵障碍：推荐人绝经促性腺激素（hMG）作为首选用药。

（2）多囊卵巢综合征（PCOS）：Gn 作为 PCOS 二线诱导排卵方案药物，用于枸橼酸氯米芬（CC）抵抗患者，及枸橼酸氯米芬（CC）或来曲唑（LE）后续的联合用药。两种促排卵药物 CC、hMG 联用，可以避免单一用药的不良反应及患者对 CC 持续用药的耐受性，有效提高排卵率和妊娠率。

（3）因排卵障碍导致的不孕：应用 Gn 可有效改善排卵不良，需充分评估患者的风险与收益后再选择适宜的卵巢刺激药物剂量。

（4）其他：不明原因不孕症、子宫内膜异位症（EMs）Ⅰ期或Ⅱ期、配合宫腔内人工授精（IUI）治疗，有益于妊娠结局。

## 68. 促性腺激素怎么使用？

根据病因、患者年龄、抗米勒管激素（anti-Müllerian hormone，AMH）、基础窦卵泡数量选择适宜的起始剂量（75～150 U），隔日或每日肌内注射。根据卵巢反应性逐渐调整剂量，如有优势卵泡发育，保持该剂量不变。其他用法：Gn 可与来曲唑（LE）或枸橼酸氯米芬（CC）联合使用。

## 69. 促性腺激素有哪些优点？

（1）hMG 对宫颈黏液及子宫内膜影响不明显，因此对 CC 效果不佳者疗效较好。

（2）hMG 价格优势明显。

（3）纯化 FSH 制剂可有效避免内源性 LH 过高或 LH 峰提早出现，提供更好的生殖生理环境，有利于改善子宫内膜容受性、促进优势卵泡发育，获得高质量成熟卵母细胞。

## 70. 促性腺激素有哪些缺点？

（1）Gn 易诱发卵巢过度刺激综合征（OHSS）及多胎妊娠。

（2）hMG 使用不当易造成募集卵泡期和卵泡发育早期 LH 浓度超过大部分成熟卵泡的"阈值"水平，抑制颗粒细胞增生，导致卵泡闭锁或卵泡过度黄素化，影响卵子质量。

（3）重组 Gn 价格昂贵。

## 71. 如何选择最适合自己的促排卵方案？

枸橼酸氯米芬、来曲唑、促性腺激素的适应证貌似区别不大，但各有各的擅长，各有各的不足。不建议备孕困难的您自行选择用药，还是把这个难题交给您的医生吧。医生会根据每个人的卵巢储备、年龄、身高、体重、不孕因素、BMI 以及对药物的反应性等情况，制定出个体化的促排卵方案。医生们都满怀着希望，期待您的好"孕"！

# 第八章

# 生殖免疫科典型病例分析

## 病例 1　免疫性血小板减少与原发不孕

病例展示

### 一、患者情况

患者，女，33 岁，结婚 2 年余未孕。2020 年 7 月 3 日到某三甲医院生殖免疫科就诊。拟筛查病因，因个人原因未检查，而是选择直接进行宫腔内人工授精（IUI），IUI 2 次，未孕。2020 年 12 月再次到生殖免疫科就诊，完善了病因检查。

### 二、现病史

未避孕，未孕 2 年余。女方卵泡监测提示卵泡发育正常，有排卵，输卵管通畅。男方精液检查正常。宫腔内人工授精（IUI）2 次均失败。曾经因感冒到外院检查，发现血小板减少（68～47）× $10^9$/L↓，内分泌检查（性激素和甲状腺）和自身抗体（抗心磷脂抗体、抗核抗体、抗可溶性抗体、抗双链 DNA 抗体等）检查均正常。进一步补充检查项目，考虑遗传因素、免疫因素、内分泌因素、凝血因素等。

### 三、月经史

13 岁初潮，月经规律，5～6/28 天，量中等，无痛经史。监测排卵正常。

### 四、婚育史

非近亲结婚，0-0-0-0。

### 五、既往史、家族史

均无特殊。

### 六、查体

无特殊，身高 167 cm，体重 56 kg，BMI 20.1 kg/m²。

### 七、辅助检查

(1) 血常规：血红蛋白 121 g/L，血小板 $66×10^9$/L↓。

(2) 遗传因素：女方染色体 46，XX；男方染色体 46，XY。

(3) 解剖因素：2019 年子宫输卵管造影（hystero salpingo graphy，HSG）示宫腔无特殊，两侧输卵管通畅。

(4) 免疫因素：抗 β2-糖蛋白 1 抗体 IgM 的 3 次检测结果分别为 29.60 AU/mL、19.30 AU/mL 和 28.8 AU/mL。

(5) 凝血因素：同型半胱氨酸 9.2 μmol/L，D-二聚体 0.16 mg/L，血小板聚集 58.59%。

(6) 内分泌因素。

促甲状腺素 2.30 mIU/L，抗甲状腺抗体均正常。

口服葡萄糖耐量试验和胰岛素释放试验：空腹葡萄糖 4.4 mmol/L，餐后半小时葡萄糖 8.0 mmol/L，餐后 1 小时葡萄糖 7.4 mmol/L，餐后 2 小时葡萄糖 5.3 mmol/L，餐后 3 小时葡萄糖 3.9 mmol/L。

空腹胰岛素 5.21 μIU/mL，餐后半小时胰岛素 104.92 μIU/mL，餐后 1 小时胰岛素 117.58 μIU/mL，餐后 2 小时胰岛素 120.36 μIU/mL，餐后 3 小时胰岛素 58.70 μIU/mL。

(7) 其他。25-羟基维生素 D 34.10 nmol/L，维生素 $B_{12}$ 327 pg/mL，叶酸 8.51 ng/mL，三酰甘油 0.83 mmol/L，总胆固醇 4.46 mmol/L。

男方精液检查正常。

## 八、诊疗经过

1. 初步诊断

原发不孕，胰岛素抵抗，血小板减少（抗磷脂抗体综合征?）。

2. 治疗方案

（1）二甲双胍 500 mg，每日 2 次；叶酸 0.4 mg，每日 1 次；钙片 1 片，每日 1 次；维生素 E 100 mg，每日 2 次。

（2）饮食结构调整（低糖、低脂、低盐），增肌减脂运动，多晒太阳。

（3）若 3～6 个月未孕，建议生殖中心就诊，必要时试管治疗。

3. 治疗经过

患者试孕半年未孕，拟生殖中心试管治疗。

（1）2021 年 7 月 5 日，到生殖免疫科就诊，调整治疗方案。

二甲双胍 250 mg，每日 3 次；羟氯喹 100 mg，每日 2 次；叶酸 0.4 mg，每日 1 次；钙片 1 片，每日 1 次。

低脂低糖饮食，增肌减脂运动。备孕当月排卵后低分子量肝素（LMWH）1 支，皮下注射；泼尼松 5 mg，每日一次。

（2）2021 年 8 月 17 日，专家门诊。

末次月经：2021 年 7 月 12 日。

主诉：停经 5 周 2 天。

现病史：无腹痛及出血。试孕 2 年未孕，调整用药后 1 个月自然受孕。2021 年 8 月 12 日，雌二醇 289.36 pg/mL，孕酮 41.57 ng/mL，人绒毛膜促性腺激素 218.20 mIU/mL。

（3）2021 年 10 月 6 日，专家门诊。

2021 年 9 月 27 日，超声报告：单胎；胎儿生长相当于 11 周 3 天，顶臀径 45 mm，胎儿颈后透明层厚度（nuchal translucency，NT）0.9 mm。2021 年 9 月 28 日，白细胞 10.00×10⁹/L↑，血红蛋

白 121 g/L，血小板 $57 \times 10^9$/L↓。

病例讨论

该患者婚后 2 年，性生活正常，排卵正常，妇科检查正常，输卵管通畅，男方精液检查正常，诊断为原发不孕。通过胰岛素释放试验诊断为胰岛素抵抗、糖耐量异常。胰岛素抵抗影响卵子质量、子宫内膜容受性及相关妊娠结局。越来越多的研究表明胰岛素抵抗不仅引起代谢障碍，对生殖功能也产生重要影响，它与女性生育力降低、流产风险增加有关。胰岛素抵抗的治疗方案主要是生活方式干预及药物治疗。生活方式干预是最基础的治疗方案，包括低糖低脂饮食、加强锻炼。药物治疗指给予胰岛素增敏剂二甲双胍，以改善胰岛素敏感性。故给予患者二甲双胍以改善胰岛素敏感性，但该患者用药接近半年，未能成功受孕，需考虑其他原因的存在。

抗磷脂抗体综合征（APS）是可以导致血栓形成或血栓形成前状态的自身免疫性疾病。育龄期女性可表现为自然流产、死胎、胎盘功能下降（比如妊娠期高血压相关疾病、胎儿宫内发育迟缓等）。抗磷脂抗体综合征的诊断需要结合临床标准和实验室标准。临床标准包括血栓史或者病理妊娠史（孕 10 周以上不明原因死胎；3 次及以上孕 10 周内的流产，也就是复发性流产）。实验室标准包括抗心磷脂抗体 IgG/IgM、抗 β2-糖蛋白 1 抗体 IgG/IgM 或狼疮抗凝物呈阳性，至少间隔 12 周发现 2 次。临床表现加上 3 类抗体中的任何 1 类抗体阳性可以诊断抗磷脂抗体综合征。目前，抗磷脂抗体综合征诊断的临床表现只纳入了血栓事件和病理妊娠两方面，但 APS 患者会有诊断标准之外的表现，如血小板减少。该患者既往无血栓史及病理妊娠史，实验室检查抗体阳性、血小板减少，考虑 APS 可能。在基础治疗无效果的情况下，给予小剂量免疫调节剂羟氯喹和泼尼松治疗后顺利怀孕，提示患者不孕可能与抗 β2-糖蛋白 1 抗体增高有关。羟氯喹具有抗感染、免疫调节作用，因此患者服用羟氯喹后免疫状态得到改善，有利于自然怀孕。

首诊医生按照诊疗常规针对性给药，为后面医生的治疗打下基础。但首诊医生忽视了血小板减少的患者往往合并自身免疫性疾病，特别是抗磷脂抗体综合征，没有针对性给药。该病例治疗方案的点睛之笔是在二甲双胍基础上给予羟氯喹和泼尼松，而不是阿司匹林，对血小板减少的患者应谨慎使用阿司匹林。本病例充分体现了不孕症的个体化治疗方案，不是同病同治，医生用药需要纵观全局，不能千篇一律。

## 病例 2　免疫性卵巢功能不全与原发不孕

病例展示

### 一、患者情况

患者，女，27 岁，未避孕而未孕 2 年，外院考虑卵巢早衰，为进一步明确诊治，遂至某三甲医院生殖免疫科就诊。

### 二、现病史

备孕 2 年而未孕。外院查促卵泡激素（FSH）持续大于 20 IU/L、抗米勒管激素 0.1 ng/mL。当地生殖中心予脱氢表雄酮（DHEA）、辅酶 Q10、维生素 E、屈螺酮炔雌醇片、雌二醇片等治疗，FSH 于 30～50 IU/L 波动。月经第 2～3 天监测基础卵泡 2～3 个月，发现窦卵泡少，均<5 枚，故建议试管治疗。当地生殖中心取卵 1 次，仅获 1 枚且为空泡，现要求进一步明确诊治策略。

### 三、月经史

14 岁初潮，月经不规律，3～7/30～60 天，量中等。

### 四、婚育史

非近亲结婚，0-0-0-0。

### 五、既往史

患者出生时孕 7 个月，早产儿，重 1 500 g＋，小时候易感冒。

否认腮腺炎史，否认患高血压、糖尿病等慢性病，否认毒物接触史，否认肿瘤史，否认放化疗史，否认药物过敏史。

### 六、家族史

母亲 47 岁，尚未绝经；妹妹月经正常。

### 七、查体

无特殊，身高 160 cm，体重 45 kg，BMI 17.6 kg/m²。

### 八、辅助检查

（1）免疫因素。

第一次检查：

自身抗体：抗心磷脂抗体 IgM（21.32 MPLU/mL↑），抗核抗体阳性，抗 β2-糖蛋白 1 抗体 IgM（＞200 AU/mL↑），抗 β2-糖蛋白 1 抗体 IgG（＜2 AU/mL）。

第二次检查：

抗心磷脂抗体 IgM（24.29 MPLU/mL↑），抗核抗体阳性，抗 β2-糖蛋白 1 抗体 IgM（180.70 AU/mL↑）。

（2）内分泌因素。

抗米勒管激素 0.1 ng/mL，促甲状腺素 0.97 mIU/L，游离甲状腺素 1.95 pmol/L，甲状腺过氧化物酶抗体和甲状腺球蛋白抗体均阴性，空腹葡萄糖 5.17 mmol/L。

怀孕当月内分泌检查：

促卵泡生成素 17.36 IU/L，硫酸脱氢表雄酮 12.9 μmol/L，黄体生成素 4.26 IU/L，催乳素 12.25 ng/mL，雌二醇 61.14 pg/mL，孕酮 0.88 ng/mL，睾酮 0.46 ng/mL。

（3）解剖因素。

子宫输卵管造影（HSG）示：宫腔无特殊，双侧输卵管通而不畅。

宫腔镜示：子宫腔未见异常，宫腔深 7.5 mm。

B超示：双侧卵巢体积小，子宫（48＋27）mm × 44 mm × 39 mm，内膜5.5 mm。

（4）遗传因素：双方基因拷贝数变异（copy number variation，CNV）正常，外周血核型分析正常。

（5）其他：叶酸代谢低风险，骨质含量正常。

### 九、诊疗经过

1. 初步诊断

原发不孕，卵巢早衰（继发性、自身免疫性）。

2. 治疗方案

（1）用药方案：雌二醇片，每日1粒；硫酸羟氯喹片1片，每日2次；维生素E；辅酶Q10；脱氢表雄酮；钙片。

（2）建议同时自然试孕，若未孕，3个月后复诊。

3. 治疗经过及妊娠结局

1个月后患者发现怀孕，妊娠期复查自身抗体仍阳性，妊娠期给予阿司匹林、泼尼松、硫酸羟氯喹片保胎，孕期顺利，已足月剖宫产分娩。

病例讨论

（1）患者原发不孕的原因可能为卵巢早衰。卵巢早衰又称早发性卵巢功能不全，指40岁以前出现卵巢功能减退，主要表现为月经异常，包括闭经、月经稀发、月经频发，FSH大于25 IU/L，$E_2$水平波动性下降。发病率为1％～5％，有增加趋势，报道的发病率可能低于实际发病率。卵巢早衰患者生育力降低或不孕。在卵巢功能下降的初期，由于偶发排卵，仍有5％～10％的妊娠机会，但自然流产和胎儿染色体畸变的风险增加。

（2）卵巢早衰的病因包括遗传因素、免疫因素、医源性因素、环境因素。约半数以上原因不明，我们称之为特发性卵巢早衰。由于目前国内外均缺乏关于卵巢早衰的大规模流行病学调查，因此尚不能明确各种因素所占的比例。免疫包括体液免疫、细胞免疫。两者异常均可能导致卵巢早衰的发生。据报道，约20%的卵巢早衰患者同时合并其他自身免疫性疾病。卵巢早衰伴发的自身免疫性疾病可分为两类：第一类是内分泌腺相关疾病，包括肾上腺免疫相关疾病如抗磷脂抗体综合征（APS）和艾迪生病；非肾上腺免疫相关疾病如甲状腺功能减退/亢进、甲状旁腺功能低下、糖尿病等。第二类是非内分泌腺相关疾病如特发性血小板减少性紫癜、自体免疫性溶血性贫血、恶性贫血、系统性红斑狼疮（SLE）及慢性活动性肝炎等。桥本甲状腺炎是最常见的与卵巢早衰相关的自身免疫性疾病，其次为艾迪生病、类风湿关节炎、系统性红斑狼疮（SLE）及糖尿病等。

（3）2017年《早发性卵巢功能不全的临床诊疗中国专家共识》指出：目前尚无有效的方法恢复卵巢功能。对于原发性及继发性卵巢早衰的治疗，若无禁忌证，均推荐激素补充治疗，并未提及具体的免疫治疗。主要原因为卵巢早衰发病机制不明确，非激素治疗的临床证据有限，免疫治疗效果不确切。本病例尝试了免疫治疗，改善了患者的妊娠结局。

## 病例 3 抗磷脂抗体综合征与复发性流产

病例展示

### 一、患者情况

患者，女，28岁，2017年11月首次就诊于某三甲医院生殖免疫科。主诉：自然流产10次。

### 二、现病史

患者婚后自然受孕10次，均自然流产，超声下均未见心管搏动。曾经在当地医院进行复发性流产的部分检查以及保胎治疗，均未能保胎成功。曾经行淋巴细胞免疫治疗 3 次，治疗后依然流产。

### 三、既往史

无特殊。

### 四、月经史

13 岁初潮，5～7/28 天。

### 五、家族史

否认家族性遗传学疾病史。

### 六、查体

身高 158 cm，体重 52 kg，BMI 20.83 kg/m²，无多毛表现。

### 七、辅助检查

（1）遗传因素：女方染色体 46，XX；男方染色体 46，XY。

（2）内分泌因素。

口服葡萄糖耐量试验和胰岛素释放试验：空腹葡萄糖 5.2 mmol/L，餐后半小时葡萄糖 9.3 mmol/L，餐后 1 小时葡萄糖 9.4 mmol/L，餐后 2 小时葡萄糖 7.5 mmol/L，餐后 3 小时葡萄糖 5.6 mmol/L。

空腹胰岛素 5.52 μIU/mL，餐后半小时胰岛素 51.1 μIU/mL，餐后 1 小时胰岛素 67.28 μIU/mL，餐后 2 小时胰岛素 53 μIU/mL，餐后 3 小时胰岛素 32 μIU/mL。

促甲状腺素 2.9 mIU/L，甲状腺过氧化物酶抗体阴性。

卵泡期性激素：促卵泡激素 8.5 IU/L，黄体生成素 9.5 IU/L，催乳素 12 ng/mL，睾酮 0.36 ng/mL。

（3）免疫因素：2017 年 11 月 8 日，抗 β2-糖蛋白 1 抗体 IgM 30.82 AU/mL↑。2017 年 12 月 29 日，抗 β2-糖蛋白 1 抗体 IgM 51.32 AU/mL↑，狼疮抗凝物阴性。

（4）凝血因素：同型半胱氨酸 14.4 μmol/L。

（5）解剖因素：未见异常。

### 八、诊疗经过

1. 初步诊断

复发性流产-10，抗磷脂抗体综合征（APS），胰岛素抵抗。

2. 治疗方案

（1）羟氯喹 100 mg，每日 2 次；二甲双胍 500 mg，每日 2 次；叶酸 0.8 mg，每日 1 次。

（2）饮食结构调整，加强运动。

（3）备孕当月给予阿司匹林 25 mg，每日 2 次；泼尼松 5 mg，每日 1 次；低分子肝素 4 100 U，每日皮下注射。发现怀孕后即就诊。

3. 治疗经过

（1）第 11 次怀孕。

末次月经：2018 年 8 月 10 日。

2018 年 9 月 12 日，HCG 68.1 mIU/mL，继续用羟氯喹、阿司匹林、泼尼松、低分子肝素、叶酸。

2018 年 9 月 14 日，HCG 119.7 mIU/mL，抗 β2-糖蛋白 1 抗体 IgM 40.56 AU/mL。加用静脉注射免疫球蛋白（IVIG）。

2018 年 9 月 21 日，HCG 3 524 mIU/mL，超声示：宫内孕囊样无回声，4 mm×6 mm×3 mm。

2018 年 9 月 27 日，HCG 11 076 mIU/mL，复查超声：宫内孕囊样无回声，6 mm×9 mm×7 mm。

2018 年 10 月 8 日，超声示：宫内妊娠，胚芽 4 mm，未见明显心管搏动。

拟行清宫手术。

2018 年 10 月 18 日查绒毛芯片：未发现拷贝数异常。

（2）第 12 次怀孕。

末次月经：2019 年 11 月 16 日。

2019 年 12 月 16 日，HCG 430 mIU/mL，继续用羟氯喹、阿司

匹林、泼尼松、低分子肝素、叶酸，并加用 IVIG。

2019 年 12 月 25 日，超声示：宫内妊娠，见卵黄囊，未见胚芽。

2020 年 1 月 4 日，HCG 31 437 mIU/mL，复查超声：宫内妊娠，顶臀径 4 mm，见心管搏动。

2020 年 1 月 6 日，HCG 下降为 29 644 mIU/mL，告知不能排除胚胎异常和胎盘功能异常可能，患者要求继续保胎，再次加用 IVIG。

2020 年 1 月 8 日，超声示：宫内妊娠，顶臀径 8 mm，见心管搏动。

2020 年 1 月 22 日，再次加用 IVIG。

2020 年 2 月 18 日，于当地医院行超声检查，提示 NT 正常。后于当地医院行羊水穿刺，结果未见异常。

2020 年 5 月 13 日，孕 25 周 5 天，超声提示：胎儿大小相当于 22 周 5 天，双侧脐动脉舒张期血流缺失，考虑胎盘功能异常。于上海某综合性医院产科继续治疗。

4. 妊娠结局

2020 年 6 月 19 日，孕 30 周 4 天，行剖宫产，早产活产儿，体重 840 g。

病例讨论

1. 复发性流产

育龄期女性发生 1 次自然流产的风险为 10% 左右。复发性流产（RSA）的发生率为 1%～5%，而且随流产次数的增加流产风险也增高。目前，国际上关于 RSA 的定义尚未统一。2017 年欧洲人类生殖与胚胎学学会年会（ESHRE）的定义为 2 次及 2 次以上的妊娠 24 周前胎儿丢失。《自然流产诊治中国专家共识（2020 年版）》建议将连续 2 次及 2 次以上的 28 周前胎儿丢失定义为复发性流产（RSA），并推荐对 RSA 女性进行包括遗传因素、免疫因素、凝血因素、解剖因素、内分泌因素、感染因素等在内的病因筛查。

本例患者于 2017 年 10 月首次到某三甲医院就诊时已有 10 次自然流产，但未曾进行复发性流产（RSA）的系统病因筛查。据报道，有 3 次以上自然流产的患者再次妊娠时流产的概率为 40%～80%，而本例患者已有 10 次自然流产，再次流产的概率极高，患者及家属都承受严重的经济负担和精神压力。前面接诊的医生将每次流产都归为"优胜劣汰"，未曾对患者进行系统的病因筛查，也未转诊。可见妇产科医生仍需加强学习，要加强对复发性流产（RSA）的认知。

2. 抗磷脂抗体综合征

复发性流产（RSA）病因复杂，抗磷脂抗体综合征（APS）是公认的自身免疫因素之一。它是以反复动静脉血栓形成和（或）病理妊娠为主要临床表现，持续性抗磷脂抗体阳性的一组症候群。以复发性流产等病理妊娠为主要临床表现时称为产科 APS（OAPS）；以血栓形成为主要临床表现时称为血栓 APS；极少数情况下，短时间内多部位血栓形成，造成多脏器功能衰竭，称为灾难性抗磷脂抗体综合征（APS）。诊断 APS 必须同时具备至少 1 项临床标准和至少 1 项实验室标准。临床标准包括动静脉血栓史或病理妊娠史，实验室标准包括狼疮抗凝物、抗心磷脂抗体 IgG/IgM 或抗 β2-糖蛋白 1 抗体 IgM/IgG 阳性，至少间隔 12 周发现 2 次。

一旦诊断为 OAPS，强调妊娠期监测，包括血常规、肝功能、肾功能、胎儿生长情况、羊水量、脐动脉血流及胎心监护。对于继发性 APS，如果抗 SSA 抗体和抗 SSB 抗体阳性，将对胎儿心脏传导系统有一定影响，必要时行胎儿心脏超声以早发现、早治疗。《自然流产诊治中国专家共识（2020 年版）》推荐妊娠期可使用小剂量阿司匹林、低分子肝素，根据抗体滴度及监测结果可考虑使用羟氯喹、糖皮质激素、IVIG。当前国际上已提出对 OAPS 的治疗，可使用他汀类、普通肝素、某些生物制剂等。

本例患者在发生 10 次流产后经病因筛查明确为 OAPS。OAPS 患者治疗前后的活产率分别为 9% 和 86%，可见 OAPS 的治疗效果非常好。但是，本例患者第 11 次怀孕时，使用了指南推荐的羟氯喹、阿司匹林、低分子肝素、泼尼松、IVIG，还是保胎失败。第 12 次怀孕时，采用相似的治疗方案，孕 12 周超声检查提示 NT 正常，安全度过了孕早期。但到了孕 25 周发现胎儿偏小 3 周，脐动脉血流异常，产科处理非常棘手。回顾从孕 12 周到孕 25 周，如果能进行严密监测，或许可以提前发现胎盘功能障碍。若孕 25 周发现胎儿偏小时，加大治疗药物的剂量，或者尝试专家共识以外的其他药物，或许可以改善胎盘功能，延长孕周，改善妊娠结局。

3. HCG 与胎盘功能

HCG 是受孕后合体滋养层细胞合成分泌的一种糖蛋白激素。在受精后 7 天即可在母体血清中测出 HCG，其产生与胚胎滋养层细胞的数量和对数生长有关。HCG 能直观、特异地反映受精后早期胚胎的生长发育情况。正常孕早期血 HCG 水平的倍增时限为 $1.7 \sim 2.0$ 天，如果 48 小时上升不到 66%，提示可能存在胚胎发育不良，这比单次测定 HCG 更具临床意义。血 HCG 一般在孕 $8 \sim 10$ 周达高峰（5 万～10 万 U/L），持续约 10 天后迅速下降。孕中晚期仅为峰值的 10%，产后 2 周内消失。HCG 可用于评估胎盘功能。孕早期 HCG 增长异常或峰值异常，不仅与自然流产有关，还与子痫前期、胎儿宫内生长受限、早产、羊水过少等与胎盘功能减退有关的妊娠并发症有一定相关性。

抗磷脂抗体综合征（APS）患者的抗磷脂抗体（APA）可能通过与磷脂或磷脂结合蛋白相互作用而干扰止血过程，促使血管收缩和血小板聚集，导致胎盘血管内血栓形成，抑制滋养层细胞生长，使胎盘滋养层细胞发育不良、胎盘功能减退，引起一系列妊娠并发症。本病例中，患者孕早期 HCG 增长速度较慢，且峰值出现在孕 6～7 周，之后就开始下降，这其实是在提醒我们滋养层细胞生长异常，虽然在孕 6 周时超声提示心管搏动，可还是随时可能出现胚胎停止发育。抗磷脂抗体（APA）还是影响到了胎盘功能，孕 25 周发现胎儿宫内生长受限，不得不在孕 30 周终止妊娠。因此，孕早期 HCG 增长缓慢或者峰值过低，除了需要提防异位妊娠、早期自然流产外，还需要在妊娠期加强监护，注意与胎盘功能减退有关的妊娠并发症。

## 病例 4 抗磷脂抗体综合征与死胎

**病例展示**

### 一、患者情况

患者，女，28 岁，因试管治疗受孕后胎死宫内，要求明确病因，遂来某三甲医院生殖免疫科就诊。

### 二、现病史

患者结婚后没有采取避孕措施，未孕 2 年，月经周期正常，性激素正常，监测卵泡排卵正常，男方精液检查正常。子宫输卵管造影（HSG）提示左侧输卵管通而极不畅，右侧输卵管通畅。输卵管造影后 3 个月没有怀孕，于外院试管治疗。

在准备试管治疗前的常规检查中发现自身抗 β2-糖蛋白 1 抗体持续增高。外院生殖中心医生在移植当月让患者开始服用小剂量阿司匹林，每天 75 mg。移植一次成功，孕后发现 D-二聚体增高（未见报告），开始给予低分子肝素治疗，每天 4 100 U。孕 12 周查 NT，结果显示正常。孕 15 周查无创 DNA，结果显示正常。正常产检，并持续用阿司匹林及低分子肝素。孕 22 周大排畸检查发现胎死宫内，停用阿司匹林及低分子肝素，并进行了胚胎基因芯片检查，未提示异常结果，未做胎盘病理检查。现外院有 5 枚胚胎，因担心再次胎死宫内，为求进一步诊治，于 2020 年 7 月到某三甲医院生殖免疫科就诊。

### 三、月经史

12 岁初潮，5～6/28～30 天，月经量正常，无痛经史。

### 四、婚育史

与男方均为初婚，否认近亲结婚，0-0-1-0。

### 五、既往史

否认慢性疾病史，否认手术史，否认药物过敏史。

### 六、家族史

否认高血压、糖尿病、心梗、脑梗等家族史。

### 七、查体

妇科检查无异常，身高 160 cm，体重 58 kg，BMI 24 kg/m$^2$。

### 八、辅助检查

（1）遗传因素：女方染色体 46，XX；男方染色体 46，XY；胚胎染色体 46，XN。

（2）解剖因素：无生殖道畸形。

（3）感染因素：支原体检查、衣原体检查、HPV 检查、液基薄层细胞学检查（TCT）均无异常。

（4）免疫因素。

狼疮抗凝物比值 1.22↑，复查后仍然增高。

抗心磷脂抗体 IgG 10.40 GPLU/mL↑，复查后仍然增高。

抗 β2-糖蛋白 1 抗体 IgG 15.00 AU/mL。抗 β2-糖蛋白 1 抗体 IgM 10.90 AU/mL。

抗核抗体弱阳性。

抗 ENA 抗体谱、抗 α 胞衬蛋白抗体均阴性。

抗双链 DNA 抗体、抗单链 DNA 抗体均阴性。

外周血淋巴细胞亚群：CD3$^+$（62.63%），CD3$^+$CD4$^+$（28.11%），CD3$^+$CD8$^+$（28.55%），TH/TS（0.98），CD16$^+$CD56$^+$（23.40%↑），

CD19$^+$（11.59%）。

免疫球蛋白 IgG 14.2 g/L，免疫球蛋白 IgM 2.72 g/L↑，免疫球蛋白 IgA 2.66 g/L。

（5）凝血因素。

D-二聚体 0.35 mg/L，纤维蛋白降解产物 1.3 $\mu$g/mL。

血小板聚集最大值 74.28%。

同型半胱氨酸 6.4 $\mu$mol/L。

蛋白 S、蛋白 C、抗凝血酶Ⅲ（ATⅢ）、凝血因子 V、纤溶酶原激活抑制物（PAI）均正常。

（6）内分泌因素。

促甲状腺素 1.69 mIU/L，游离三碘甲腺原氨酸 4.54 pmol/L，游离甲状腺素 16.77 pmol/L，甲状腺过氧化物酶抗体＜28.00 U/mL。

口服葡萄糖耐量试验和胰岛素释放试验：空腹葡萄糖 4.4 mmol/L，餐后半小时葡萄糖 6.6 mmol/L，餐后 1 小时葡萄糖 6.4 mmol/L，餐后 2 小时葡萄糖 5.1 mmol/L，餐后 3 小时葡萄糖 4.5 mmol/L。

空腹胰岛素 7.40 $\mu$IU/mL，餐后半小时胰岛素 36.97 $\mu$IU/mL，餐后 1 小时胰岛素 39.48 $\mu$IU/mL，餐后 2 小时胰岛素 22.36 $\mu$IU/mL，餐后 3 小时胰岛素 19.39 $\mu$IU/mL。

总胆固醇 4.78 mmol/L，三酰甘油 0.97 mmol/L。

（7）其他。

维生素 B$_{12}$ 316.00 pg/mL，叶酸 9.09 ng/mL，25-羟基维生素 D 35 nmol/L，血型不规则抗体阴性。

### 九、诊疗经过

1. 初步诊断

死胎史，抗磷脂抗体综合征。

2. 治疗方案

目前外院生殖中心有胚胎 5 枚，移植前 3 个月开始服用羟氯喹，早晚各 0.1 g，补充维生素 D、复合维生素。

移植当月，月经干净后服用阿司匹林早中晚各 25 mg，低分子肝素 4 100 U/d。

3. 治疗经过

服用羟氯喹、维生素 D、复合维生素 2 个月的时候，患者意外怀孕，立即加用阿司匹林早中晚各 25 mg、低分子肝素 4 100 U/d、泼尼松 5 mg/d，继续服用羟氯喹早晚各 0.1 g，补充维生素 D、钙片、复合维生素。

妊娠顺利，孕 22 周大排畸检查提示胎儿发育良好，停泼尼松，嘱羟氯喹服用到分娩，阿司匹林服用到孕 36 周，低分子肝素服用到分娩前 24~48 小时。

4. 妊娠结局

本计划 37 周 5 天行剖宫产，患者 37 周 2 天出现宫缩，于 2021 年 6 月 17 日，孕 37 周 4 天，顺产一健康男婴，体重 3 380 g，无产科并发症。

病例讨论

1. 死胎与抗磷脂抗体综合征（APS）

死胎对于患者及家属来说是一个严重的不良事件，特别是本病例中的患者经历不孕、试管治疗后死胎。死胎的原因非常复杂，包括胎盘功能异常、胎儿畸形以及母体的因素。其中抗磷脂抗体综合征（APS）是导致死胎的一个重要原因。抗磷脂抗体综合征（APS）好发于育龄期女性，男女比例为 1：10。抗磷脂抗体综合征（APS）可以导胎盘血管内血栓形成。孕妇通过胎盘供给胎儿各种营养成分，一旦胎盘血管内形成血栓，这条生命线被切断，胎盘功能差，导致胎儿偏小、羊水过少、脐血流增高、胎盘早剥、妊娠期高血压，严重者胎死宫内。

2. 抗磷脂抗体综合征（APS）用药原则

（1）既往无流产史或有一次孕 10 周内发生的流产，通常以小剂量阿司匹林治疗，这就是第一次进行试管治疗时，医生给予患者75 mg阿司匹林的原因。

（2）对于有 2 次及以上复发性流产的女性，或者 1 次以上孕 10 周后流产者，在小剂量阿司匹林的基础上，确诊妊娠后可给予低分子肝素直至分娩前。本例患者有死胎史，低分子肝素应用到分娩前。

（3）对于有血栓史的复发性流产患者，应在备孕当月就开始抗凝治疗。孕妇生完宝宝后的 3 个月内血栓形成的风险较高，因此，抗凝治疗应持续至产后 6～12 周。

（4）对于常规治疗失败的抗磷脂抗体综合征（如本病例中经阿司匹林、低分子肝素治疗后发生死胎）、2 个以上抗体阳性或者高风险的抗磷脂抗体如狼疮抗凝物增高的患者，可在怀孕前根据病情选择单独应用羟氯喹、糖皮质激素（本病例中应用泼尼松）或者联合治疗。

3. 抗磷脂抗体综合征（APS）女性的分娩计划

（1）抗磷脂抗体综合征（APS）女性可以自然分娩，选择顺产还是剖宫产，应由产科医生评估后决定。

（2）如果没有其他产科并发症，推荐孕 38～39 周计划分娩。

（3）孕期应用低分子肝素、小剂量阿司匹林后，产后出血风险小。本病例中患者因自然临产，停用阿司匹林 6 天、低分子肝素 2 天后分娩，未发生产后出血。

4. 抗磷脂抗体综合征（APS）与不孕

本病例中患者婚后不孕，按照不孕常见的原因进行筛查，未发现导致不孕的原因，可能与其抗心磷脂抗体及狼疮抗凝物增高有关，也就是不明原因不孕。羟氯喹具有抗感染、免疫调节和抗血小板聚集等特性，可以降低狼疮活性以及抗磷脂抗体的效应，因此患者服用羟氯喹 2 个月后，免疫状态得到改善，自然怀孕。

## 病例 5　干燥综合征与原发不孕

病例展示

### 一、患者情况

患者，女，于 2016 年 5 月首次到某三甲医院生殖免疫科就诊。主诉：结婚 10 年，未避孕 7 年，未孕。

### 二、现病史

性生活正常，排卵正常，输卵管通畅，男方精液检查正常。体外受精-胚胎移植（IVF-ET）3 次均未着床。要求病因筛查。

### 三、月经史

13 岁初潮，5～7/（26±2）天。

### 四、生育史

0-0-0-0。

### 五、既往史、家族史

无特殊。

### 六、查体

身高 157 cm，体重 48 kg，BMI 19.5 kg/m²。

### 七、辅助检查

（1）免疫因素：抗核抗体（ANA）持续阳性，抗 SSA 抗体持续阳性，抗心磷脂抗体偶发阳性。

唇腺活检：淋巴细胞浸润。

（2）凝血因素：D-二聚体 0.63 mg/L，复查为 0.59 mg/L。

（3）内分泌因素：空腹血糖 4.45 mmol/L，餐后 2 小时血糖 8.52 mmol/L。空腹胰岛素 63.65 pmol/L，餐后 2 小时胰岛素 833 pmol/L。

（4）遗传因素、解剖因素以及男方检查均未见明显异常。

## 八、诊疗经过

1. 初步诊断

原发不孕，反复种植失败-3，干燥综合征，葡萄糖耐量异常，胰岛素抵抗。

2. 治疗方案

（1）饮食控制，加强运动。

（2）二甲双胍 500 mg，每日 2 次；羟氯喹 100 mg，每日 2 次。

（3）控制血糖后备孕，备孕当月用阿司匹林、低分子肝素，必要时加用 IVIG。

3. 治疗经过

（1）第 1 次怀孕。

末次月经：2016 年 10 月 10 日，自然受孕。

2016 年 11 月 17 日，HCG 2 498 mIU/mL。2016 年 11 月 21 日，HCG 10 771 mIU/mL。2016 年 11 月 30 日，超声提示：宫内妊娠，胚芽 7 mm，见心管搏动。HCG 50 402 mIU/mL。

2017 年顺产一女婴，体重 3 900 g。

（2）第 2 次怀孕。

2018 年 12 月，意外自然受孕，自然流产。

（3）第 3 次怀孕。

2019 年 8 月，自然受孕，自然流产。

（4）第 4 次怀孕。

2019 年 11 月，生化妊娠。

（5）第 5 次怀孕。

2020 年 2 月，再次自然受孕。保胎用药：羟氯喹、阿司匹林、泼尼松、低分子肝素、IVIG。

4. 妊娠结局

2020 年 11 月，顺产一女婴，体重 3 000 g。

病例讨论

1. 什么是干燥综合征？

干燥综合征是一个主要累及外分泌腺的慢性炎症性自身免疫性疾病，分为原发性和继发性。继发性干燥综合征继发于另一自身免疫性疾病如系统性红斑狼疮、类风湿关节炎等。原发性干燥综合征患病率为 $0.3\%\sim0.7\%$，女性明显多于男性，比例为（9～20）∶1。干燥综合征患者免疫功能紊乱，主要累及外分泌腺，局部产生大量免疫球蛋白及自身抗体，腺体功能严重受损，表现为口干、眼干，以及鼻、气管、消化道、阴道等处黏膜腺体分泌减少。实验室检查可发现抗核抗体（ANA）、抗 SSA 抗体、抗 SSB 抗体阳性，阳性率为 $40\%\sim70\%$，唇腺活检可见灶性淋巴细胞浸润。

本病例中患者无自身免疫性疾病家族史，也无相关症状，由于原发不孕、反复胚胎种植失败做了相关检查，发现抗核抗体（ANA）和抗 SSA 抗体持续阳性，唇腺活检见淋巴细胞浸润，风湿科诊断为干燥综合征，并给予相应治疗。近些年，有不少患者因为反复胚胎种植失败或复发性流产在生殖科发现自身抗体阳性，再到风湿科确诊了自身免疫性疾病。这部分患者大多平时无症状，不孕或复发性流产就是她们的首发症状。

2. 干燥综合征与妊娠的关系

干燥综合征等自身免疫性疾病患者体内存在多种自身抗体的表达，自身免疫亢进，免疫细胞功能异常，可导致流产。同时，自身抗体可直接作用于胎盘，引起胎盘功能减退，导致一系列妊娠并发症。不仅如此，自身抗体也作用于子宫内膜，干扰局部的免疫状态，引起局部免疫细胞如 NK 细胞、T 细胞和 B 细胞的功能紊乱，导致不孕或反复胚胎种植失败。

本病例中患者因原发不孕行体外受精-胚胎移植（IVF-ET），又因反复胚胎种植失败检查，确诊干燥综合征，给予相应治疗后成功自然受孕，并保胎至分娩。但是后来却连续发生 3 次自然流产，提示我们自身免疫性疾病不仅干扰胚胎着床，也可能会影响胚胎发育，导致复发性流产。临床工作中，对于自身免疫性疾病患者，不是只关注怀孕就好，妊娠期还要监测相关指标，防范多种妊娠并发症的发生。干燥综合征患者往往抗 SSA 抗体和（或）抗 SSB 抗体阳性，影响胎儿心脏传导系统的发育，建议孕 18 周开始通过胎儿心脏超声或其他检查予以监测，产后仍需随访新生儿是否有心脏房室传导阻滞。

3. 干燥综合征的治疗

对于诊断为干燥综合征的患者，需由风湿科医生进行病情评估，判断是否适合备孕。备孕前 3～6 个月开始服用羟氯喹，备孕期或妊娠期开始使用低剂量阿司匹林（≤100 mg/d），必要时使用小剂量泼尼松、低分子肝素、IVIG、血浆置换等。妊娠期注意监测血常规、血沉、肝功能、肾功能、凝血功能以及胎儿生长发育情况。一旦明确胎儿存在先天性心脏房室传导阻滞，可考虑地塞米松口服，但目前尚缺乏可靠有效的逆转或阻止病情进展的治疗方法。

## 病例 6　干燥综合征与复发性流产

病例展示

### 一、患者情况

患者，女，自然流产 4 次，主动人工流产 1 次，到某三甲医院生殖免疫科就诊。

### 二、现病史

2012 年 12 月，自然受孕，孕 8 周左右胎停，行清宫术，绒毛芯片未查。2013 年 12 月，自然受孕，孕 22 周胎儿水肿，孕 24 周自然流产。2015 年 6 月，孕 22 周胎儿水肿，孕 28 周自然分娩一男婴，心率缓慢，半小时后死亡，胎儿基因芯片正常。2017 年 6 月，自然流产，HCG 最高为 3 626.8 IU/L，当时保胎用药有羟氯喹、泼尼松、低分子肝素、阿司匹林、左甲状腺素钠片等。

### 三、月经史

14 岁初潮，6/25～27 天。

### 四、生育史

0-0-5-0。

### 五、查体

身高 165 cm，体重 58 kg，BMI 21.3 kg/m²。

### 六、辅助检查

（1）内分泌因素：促甲状腺素 344 mIU/L，甲状腺过氧化物酶抗体阳性，甲状腺球蛋白抗体阳性，促甲状腺素受体抗体阳性。

（2）免疫因素：抗核抗体（ANA）阳性，抗 SSA 抗体阳性，抗 SSB 抗体阳性，唇腺活检示唾液腺局灶性淋巴细胞浸润。

（3）遗传因素、凝血因素、解剖因素均未发现明显异常。

### 七、诊疗经过

1. 初步诊断

复发性流产-4，干燥综合征，桥本甲状腺炎，亚临床甲减。

2. 治疗方案

（1）左甲状腺素钠片、钙片、复合维生素、羟氯喹、阿司匹林、泼尼松。

（2）甲状腺功能正常后备孕。

（3）备孕当月加用低分子肝素。

3. 治疗经过

末次月经：2017 年 12 月 17 日。

自然受孕，孕后继续用左甲状腺素钠片、钙片、复合维生素、羟氯喹、阿司匹林、泼尼松、低分子肝素，随访 HCG 及甲状腺功能，定期超声检查。在患者前几次妊娠失败的用药基础上，果断加用了 IVIG。分别于孕 5 周、7 周、9 周、11 周、14 周、18 周、22 周、26 周予 IVIG 15 g 静脉滴注。

2018 年 5 月 28 日，大排畸检查示：单胎，双顶径 58 mm，头围 214 mm，腹围 183 mm，股骨 41 mm。复查抗核抗体（ANA）阳性，抗 SSA 抗体阳性，抗 SSB 抗体阳性。孕 35 周 2 天发现羊水减少。

4. 妊娠结局

孕 36 周 1 天，早产，剖宫产一女婴，体重 2 370 g。

病例讨论

1. 自身免疫性疾病与妊娠的关系

存在自身免疫性疾病时，妊娠状态下，母体产生的自身抗体、淋巴细胞以及某些细胞因子会攻击滋养层细胞和胎儿细胞，影响胚胎着床以及着床后的生长发育，可导致复发性流产、胎儿宫内生长受限、羊水过少、子痫前期等多种妊娠并发症。与此同时，妊娠期雌激素水平上升可激活体液免疫途径，使原有自身免疫性疾病活动度升高，病情进展，严重者危及母胎生命。因此，妊娠合并自身免疫性疾病的治疗中，减少妊娠不良事件发生、控制和降低妊娠期自身免疫性疾病活动度尤为重要。

2. 免疫球蛋白在自身免疫性疾病中的应用

目前对于自身免疫性疾病，大多在备孕前 3 个月左右开始用羟氯喹，备孕当月开始用阿司匹林，根据病情需要可能用到泼尼松、环孢素、低分子肝素、免疫球蛋白、他克莫司等。

免疫球蛋白由浆细胞、前浆细胞或淋巴细胞产生，健康人每天合成 2～5 g 免疫球蛋白，在因感染而应激反应时合成量增加 7 倍，在人体抗感染和免疫调节中起重要作用。我们临床上应用的 IVIG 每批最少自 1 000 名以上健康献血者血浆中提取出来，含多价抗体。

我国专家共识推荐在妊娠合并风湿性疾病的免疫调节治疗时可考虑用 IVIG，美国食品药品监督管理局（FDA）也批准将 IVIG 用于自身免疫性结缔组织病的治疗。但 IVIG 在复发性流产患者中的应用仍存在争议，FDA 虽未批准但准许 IVIG 作为复发性流产的临床实验性用药。

本病例中患者已明确有干燥综合征这一自身免疫性疾病，针对性治疗后仍发生反复不良妊娠，其中有 2 次均在孕 22 周发生胎儿水肿（考虑免疫性），难以将妊娠持续至孕晚期。第 5 次怀孕后果断加用 IVIG，孕早期每 2 周一次，孕中期每月一次，终于保胎至孕 36 周，早产，母婴平安。关于 IVIG 在复发性流产患者保胎中的应用，还需要更多实践及经验总结，以更好地应用于临床。

## 病例 7　未分化结缔组织病与复发性流产

病例展示

### 一、患者情况

患者，女，32 岁，因 2 次胎停史要求明确病因，遂来某三甲医院生殖免疫科就诊。

### 二、现病史

妊娠相关情况如下：

第 1 次怀孕：2013 年，足月顺产一健康女婴。

第 2 次怀孕：2015 年，孕 12 周胎停。

第 3 次怀孕：2018 年，孕 16 周胎停。

### 三、月经史

12 岁初潮，月经欠规律，5～6/30～40 天，量中等，无痛经史。

### 四、婚育史

非近亲结婚，1-0-2-1。

### 五、既往史、家族史

均无特殊。

### 六、查体

无特殊，身高 165 cm，体重 61 kg，BMI 22 kg/m²。

### 七、辅助检查

（1）遗传因素：女方染色体 46，XX；男方染色体 46，XY。

（2）解剖因素：2020 年 4 月，外院 MRI 检查未见明显异常。

（3）免疫因素。

2 次抗体检测：抗心磷脂抗体阴性，抗 β2-糖蛋白 1 抗体阴性，抗核抗体（ASA）2 次检测结果分别为＞500 AU/mL 和 176 AU/mL，抗双链 DNA 抗体 2 次检测结果分别为 20.00 IU/mL 和 110.00 IU/mL。

（4）凝血因素：同型半胱氨酸 9.5 μmol/L，D-二聚体 0.06 mg/L，血小板聚集 75.35%。

（5）内分泌因素：促甲状腺素 1.81 mIU/L，甲状腺自身抗体均正常。胰岛素及血糖正常。

（6）感染因素：支原体检查、衣原体检查、HPV 检查、液基薄层细胞学检查（TCT）均无异常。

（7）其他：叶酸 14.66 ng/mL，维生素 B₁₂ 514.00 pg/mL，25-羟基维生素 D 55.50 nmol/L，三酰甘油 1.84 mmol/L，总胆固醇 5.25 mmol/L。男方精液检查正常。

### 八、诊疗经过

1. 初步诊断

复发性流产-2，血脂代谢异常，未分化结缔组织病？

2. 治疗方案

（1）低脂低糖饮食，增肌减脂运动，改善高血脂。

（2）备孕前 3 个月开始服用羟氯喹，早晚各 0.1 g；补充叶酸，每天 0.4 mg。

（3）备孕当月阿司匹林早晚各 25 mg。排卵后服用泼尼松，每天 5 mg；地屈孕酮片早晚各 1 粒。

3. 治疗经过

患者根据治疗方案，备孕前 3 个月开始服用羟氯喹，早晚各 0.1 g；补充叶酸，每天 0.4 mg。备孕 3 个月后自然受孕。孕后复查抗体：抗双链 DNA 抗体 67.00 IU/mL↑，抗核抗体（ASA）118 AU/mL↑。继续服用羟氯喹，早晚各 0.1 g；泼尼松，每天 5 mg；阿司匹林，早晚各 25 mg；补充叶酸，加用低分子肝素每天 4 100 U。妊娠顺利，孕 12 周 NT 检查、孕 22 周大排畸检查均提示胎儿发育良好。孕 22 周停泼尼松，嘱羟氯喹服用到分娩，阿司匹林服用到孕 36 周，低分子肝素服用至分娩前 48 小时，补充钙片和复合维生素。

4. 妊娠结局

孕 40 周 1 天顺产一健康女婴，体重 3 450 g，孕期无产科并发症。

病例讨论

未分化结缔组织病指具有一种以上结缔组织病的症状或体征，伴一种以上自身抗体（如抗核抗体、抗 SSA 抗体等）阳性，但又不符合其他结缔组织病的诊断标准，病程至少在 1 年以上。未分化结缔组织病看着像结缔组织病，但又不是结缔组织病，类似于结缔组织病的早期阶段，有进一步发展为结缔组织病的可能。未分化结缔组织病在育龄期女性中多见，男女比例为 1∶（4～6），常见症状有关节痛（55%）、雷诺现象（表现为阵发性手指或脚趾苍白、青紫及潮红轮替）、口干眼干（18%）等，部分患者还有乏力、低热、淋巴结肿大等现象。许多育龄期女性什么症状都没有，仅仅因为反复流产到医院检查，结果就发现自身抗体阳性，就像本病例中的这位患者。在复发性流产患者中，未分化结缔组织病较常见，发生不良妊娠结局的风险明显增加。妊娠期单纯自身抗体阳性而无任何症状，也有可能导致不良妊娠结局。未分化结缔组织病进展为系统性红斑狼疮（SLE）、抗磷脂抗体综合征（APS）、干燥综合征、炎症性肌病、硬皮病等的风险随着妊娠时间延长会有所增加。此外，未分化结缔组织病患者在妊娠过程中可能会出现严重并发症，如血小板进行性减少或血栓性血小板减少性紫癜、心肌炎、非特异性间质性肺病、心血管疾病、血管炎、心包填塞、肝损害等。因此如果检查发现自身抗体阳性，一定不要掉以轻心，特别是有生育计划的女性，一定要在风湿科医生的协助下明确病情后再备孕。

目前，未分化结缔组织病相关复发性流产的治疗以无致畸性的免疫抑制剂联合抗凝药物为主，如糖皮质激素、羟氯喹、阿司匹林、低分子肝素等。常用免疫干预药物有糖皮质激素和羟氯喹。多数未分化结缔组织病患者在孕前和妊娠期仅有自身抗体异常，无明显临床症状。妊娠期每天口服泼尼松 5～10 mg，可提高胚胎着床率，并延缓未分化结缔组织病进展为某种特定结缔组织病的进程，还可以改善患者的妊娠结局。羟氯喹为治疗未分化结缔组织病最常用的药物，具有抗感染、调节免疫反应、阻断炎症因子合成及抑制补体相关免疫反应的作用。羟氯喹可延缓 20％的未分化结缔组织病进展为某种特定结缔组织病的进程。羟氯喹可抑制血小板聚集，阻断血浆黏滞度的增加，降低妊娠期血栓的发生率，提高活产率及避免不良妊娠结局的发生。需要注意的是，由于抗 SSA 抗体、抗 SSB 抗体容易通过胎盘，建议备孕期和（或）孕早期尽早使用羟氯喹。羟氯喹起效缓慢，需用药 2～3 个月方可起作用，因而可考虑于备孕期开始用羟氯喹，待病情稳定后再怀孕，且妊娠期无须定期监测羟氯喹血药浓度。

## 病例 *8* 血型不规则抗体与复发性流产

病例展示

### 一、患者情况

患者，女，30 岁，9 次自然流产史，为寻找反复流产原因到某三甲医院生殖免疫科就诊。

### 二、现病史

2008—2016 年自然受孕 9 次，前 8 次均无胎心，胎停。第 9 次于 2016 年 3 月受孕，孕 110 天时胎心消失。既往妊娠时曾服用叶酸、孕酮等。

### 三、月经史

14 岁初潮，7/28 天，月经规律，量中等，无痛经史。

### 四、婚育史

与男方均为初婚，0-0-9-0。

### 五、既往史

否认慢性疾病史，否认手术史，否认药物过敏史。

### 六、家族史

否认高血压、糖尿病、心梗、脑梗等家族史。

### 七、查体

妇科检查无异常，身高 160 cm，体重 60 kg，BMI 23.4 kg/m$^2$。

### 八、辅助检查

（1）遗传因素：女方染色体 46，XX；男方染色体 46，XY；胚胎未查。

（2）解剖因素：超声检查未见异常。

（3）内分泌因素：性激素、甲状腺功能、胰岛素、血糖，均无异常。

（4）感染因素：TORCH、解脲支原体、沙眼衣原体，均无异常。

（5）凝血因素：蛋白 S、蛋白 C、抗凝血酶Ⅲ（ATⅢ）、凝血因子 V、同型半胱氨酸，均无异常。

（6）免疫因素：自身抗体正常。

（7）其他：不规则抗体筛查阳性，不能确定其特异性。血清有体外溶血能力。将血液标本送至上海市血液中心进一步检查，明确为抗 Tja 抗体阳性，IgG 滴度 1：256。

### 九、诊疗经过

1. 初步诊断

复发性流产-9，抗 Tja 抗体阳性。

2. 治疗经过

第 10 次怀孕，孕早期给予地屈孕酮、叶酸治疗，孕早期胎儿发育正常。孕 12 周 NT 检查正常，并于孕 12 周到孕 12 周 5 天给予 IVIG，20 g/d，随访发现抗 Tja 抗体 IgG 滴度仍然为 1：256。孕 14 周行血浆置换，整个治疗过程中采集血浆量 1 800 mL，补充白蛋白 500 mL、生理盐水 1 750 mL，手术顺利。

3. 妊娠结局

孕 14 周 5 天，胎停。

病例讨论

1. 抗 Tja 抗体

是一种非常罕见的血型抗体。人类的血型系统很多，除了我们熟悉的 ABO 血型系统和 Rh 血型系统（Rh 阴性者的血液俗称为"熊猫血"）外，还有其他的血型系统。当患者体内检测到血型不规则抗体，且不能用 ABO 血型系统和 Rh 血型系统解释时，需要及时检查特殊血型，抗 Tja 抗体属于 PP1P$^k$ 血型系统，其发生概率远远低于我们所熟知的"熊猫血"，约十万分之六。我们所熟悉的 O 型血的人，体内存在抗 A 抗体和抗 B 抗体，而抗 Tja 抗体患者缺乏 PP1P$^k$ 血型系统抗原，天然产生抗 Tja 抗体。

2. 抗 Tja 抗体与自然流产

抗 Tja 抗体与自然流产关系密切，怀孕后胚胎滋养层细胞最早在孕 3 周表达抗原。抗 Tja 抗体阳性孕妇体内的抗体可识别这些抗原，抗原抗体结合后，干扰滋养层细胞、胎盘功能，因此母体抗 Tja 抗体阳性可引起孕早期自然流产、孕中期流产，甚至导致死胎。其发生流产的风险与抗体滴度及抗体类型，尤其是 IgG 抗体有关。

3. 复发性流产合并抗 Tja 抗体阳性的治疗

目前国内外针对复发性流产合并抗 Tja 抗体阳性并无特定的治疗方法。静脉注射免疫球蛋白（IVIG）可通过降低孕妇血型抗体水平来预防母胎血型不合引起的溶血，然而关于抗 Tja 抗体阳性治疗是否有效还缺乏循证医学证据。目前国内外尚没有单纯采用 IVIG 治疗复发性流产合并抗 Tja 抗体阳性成功妊娠的报道，多采用血浆置换或者血浆置换合并 IVIG 来治疗。血浆置换可以通过降低抗 Tja 抗体滴度预防流产，日本报道一例妊娠期血浆置换高达 57 次，最终成功分娩的案例。因胚胎滋养层细胞孕早期即可表达抗原，所以血浆置换时间非常重要，可在孕 5～7 周开始，尽早降低抗体滴度，控制在 1：（16～32），从而维持胎儿正常发育。

受医疗条件所限，并非所有患者都有条件接受 IVIG 和血浆置换治疗。马来西亚报道的首例自然流产 2 次合并抗 PP1P$^K$ 抗体 IgM 阳性患者，因无条件进行血浆置换，在孕 10 周开始采用地屈孕酮治疗，成功分娩，但未报道抗体滴度。葡萄牙报道的一例自然流产 2 次合并抗 PP1P$^K$ 抗体阳性患者，孕期抗体滴度维持在 1：（4～16），因合并易栓症基因杂合突变，经过泼尼松龙和低分子肝素治疗而成功分娩。因此对于抗体滴度较低患者，特别是 IgM 抗体，无须血浆置换也可能成功分娩，但妊娠期需要监测抗体滴度。

本病例中患者既往妊娠 9 次，按照目前复发性流产病因分类，属于不明原因。在血型抗体筛查中发现抗 Tja 抗体阳性，IgG 滴度高达 1：256，结合国内外文献，考虑可能是抗 Tja 抗体增高导致的复发性流产。因对此病缺乏治疗经验，故孕 12 周才进行抗体滴度检查，发现抗体滴度仍然为 1：256，给予 5 天 IVIG 治疗，复查发现抗体滴度无下降，孕 13 周采用血浆置换治疗，然而数天后胎停。本次治疗失败原因可能与治疗过晚有关。对于抗体滴度高、自然流产次数较多的高危患者，应确诊妊娠后尽快开始血浆置换治疗来降低抗体滴度，抗体滴度持续增高或者反弹预示治疗可能失败。

## 病例 9 多囊卵巢综合征与流产

病例展示

### 一、患者情况

患者，女，32 岁，胎停 1 次，清宫术后意外怀孕，要求保胎，来某三甲医院生殖免疫科就诊。

### 二、现病史

患者 4 年前结婚，婚后积极备孕，一年未孕，考虑多囊卵巢综合征、胰岛素抵抗，给予二甲双胍治疗，用中药调月经。治疗半年未孕。进行促排卵治疗，5 次未孕。2020 年 7 月，行宫腔镜检查，无异常。2020 年 8 月，通过人工授精成功受孕。孕后 HCG 翻倍欠佳，有胎心后胎停，具体如下：

2020 年 8 月 31 日，孕酮 25.13 ng/mL，HCG 3 037.50 mIU/mL。

2020 年 9 月 2 日，孕酮 30.03 ng/mL，HCG 5 914.30 mIU/mL。

2020 年 9 月 2 日，超声示：宫内见胚囊，9 mm×9 mm×8 mm，内见卵黄囊，无胚芽。

2020 年 9 月 8 日，超声示：胚芽 3 mm，见心管搏动。

2020 年 9 月 9 日，孕酮 20.36 ng/mL，HCG 15 468.90 mIU/mL。

2020 年 9 月 18 日，超声示：胚芽 5 mm，未见心管搏动。

2020 年 9 月 22 日，行清宫术，胚胎送检，进行胚胎基因芯片检查。结果提示未发现有临床意义的染色体微缺失微重复畸变。

现清宫术后未转经，意外怀孕。

### 三、月经史

11 岁初潮，7/45～90 天，量中等，无痛经史。

### 四、婚育史

0-0-1-0。

### 五、既往史

多囊卵巢综合征，一直服用二甲双胍。2020 年 7 月，行宫腔镜检查，无异常。否认其他手术史，否认药物过敏史等。

### 六、家族史

否认高血压、糖尿病等家族史。

### 七、查体

妇科检查无异常，身高 168 cm，体重 72 kg，BMI 25.5 kg/m²。

### 八、辅助检查

（1）遗传因素：夫妻双方染色体未查，第一次怀孕的胚胎基因芯片提示染色体 46，XN。

（2）解剖因素：无生殖道畸形。

（3）感染因素：支原体检查、衣原体检查、HPV 检查、液基薄层细胞学检查（TCT）均无异常。

（4）免疫因素。

抗心磷脂抗体 IgA/IgG/IgM 阴性；抗 β2-糖蛋白 1 抗体 IgG/IgM 阴性；抗核抗体阴性；抗 ENA 抗体谱阴性；抗 α 胞衬蛋白抗体阴性；抗双链 DNA 抗体阴性；抗单链 DNA 抗体阴性；免疫球蛋白 IgG 13.7 g/L，免疫球蛋白 IgM 0.583 g/L，免疫球蛋白 IgA 3.28 g/L。外周血淋巴细胞亚群：CD3⁺（77.30%），CD3⁺CD4⁺（9.43%↓），CD3⁺ CD8⁺（31.61%），TH/TS（1.25），CD16⁺ CD56⁺（11.01%），CD19⁺（10.63%）。

（5）凝血因素。

同型半胱氨酸 4.3 $\mu$mol/L，D-二聚体 0.62 mg/L↑，纤维蛋白降解产物 1.9 $\mu$g/mL，血小板聚集 72.97%↑。

（6）内分泌因素。

促甲状腺素 1.14 mIU/L，游离甲状腺素 16.51 pmol/L，甲状腺过氧化物酶抗体 60.00 U/mL，空腹葡萄糖 4.8 mmol/L。

（7）其他：维生素 $B_{12}$ 126.00 pg/mL↓，叶酸 24.48 ng/mL，25-羟基维生素 D 26.30 nmol/L↓，不规则抗体筛查阴性。雌二醇 230.55 pg/mL，孕酮 38.02 ng/mL，HCG 629.30 mIU/mL。

## 九、诊疗经过

### 1. 初步诊断

孕早期自然流产史，多囊卵巢综合征，胰岛素抵抗，维生素 $B_{12}$ 缺乏，早孕。

### 2. 治疗方案

阿司匹林早中晚各 25 mg，低分子肝素 4 100 U/d，地屈孕酮早中晚各 10 mg，复合维生素、甲钴铵早中晚各 1 粒，钙片每天一片。

### 3. 治疗经过

2020 年 12 月 3 日，雌二醇 239.40 pg/mL，孕酮 31.42 ng/mL，HCG 1 929.70 mIU/mL。

2020 年 12 月 7 日，超声示：宫内见胚囊，15 mm×6 mm×9 mm，见卵黄囊。

2020 年 12 月 8 日，雌二醇 343.21 pg/mL，孕酮 27.50 ng/mL，HCG 8 791.10 mIU/mL。

2020 年 12 月 11 日，雌二醇 668.09 pg/mL，孕酮 42.31 ng/mL，HCG 15 116.30 mIU/mL。

2020 年 12 月 17 日，超声示：胚芽 7 mm，见心管搏动，子宫动脉血流阻力增高。

2021 年 1 月 6 日，超声示：胚芽 25 mm，见心管搏动，子宫动脉血流阻力正常。

2021 年 1 月 22 日，超声示：顶臀径 61 mm，NT 1.2 mm。

NT 检查后停用阿司匹林、低分子肝素。继续服用复合维生素，正常产检。

4. 妊娠结局

后期产检顺利。2021 年 8 月 11 日，41 周 2 天足月顺产一男婴，体重 3 955 g，Apgar 评分 10 分。

病例讨论

**一、多囊卵巢综合征与自然流产**

多囊卵巢综合征女性怀孕后自然流产发生的概率为 30%～40%。与以下几个原因有关。

1. 雄激素增高

（1）雄激素增高容易导致卵泡成熟障碍，从而影响促排卵过程，进而影响卵泡质量，类似于种庄稼时种子质量不达标。

（2）雄激素增高的多囊卵巢综合征女性，即使试管治疗，胚胎级别相对较差，获得优质胚胎的概率较低，因此，自然流产率较高。

（3）雄激素增高容易导致子宫内膜对胚胎的接受性比较差，也就是医学上说的子宫内膜容受性下降。

（4）雄激素增高容易导致血小板聚集增高，血压升高，妊娠期容易供血不足导致流产。

2. 胰岛素抵抗与肥胖

（1）胰岛素增高容易激活血小板，血小板聚集增高，同时同型半胱氨酸增高，妊娠期容易供血不足导致流产。

（2）胰岛素增高可以刺激子宫内膜增生，子宫内膜容受性下降，胚胎不容易在子宫内"生根发芽"。

（3）胰岛素抵抗与肥胖的女性容易纤溶酶原激活物抑制物增高，这个指标提示体内容易形成血栓，妊娠期容易供血不足导致流产。

3. 黄体功能不足

多囊卵巢综合征女性因为激素紊乱，往往会黄体功能不足，容易有腹痛、见红、流血等流产的症状。

4. 心理因素

多囊卵巢综合征女性因为肥胖、脸上长痘痘、不孕、治疗漫长等因素，往往承受很大的经济压力和精神压力，容易有恐惧、焦虑等表现，而这些情绪会导致内分泌进一步紊乱，不利于妊娠。

**二、多囊卵巢综合征女性如何保胎？**

多囊卵巢综合征女性怀孕前应控制体重，维持正常的月经周期。有胰岛素抵抗或者血糖异常的，采用二甲双胍等药物治疗，指标正常后再备孕；如果雄激素增高，可以采用短效口服避孕药治疗，降低雄激素后再备孕。以上的治疗不仅能够让多囊卵巢综合征女性顺利怀孕，同时也为预防流产、减少妊娠期并发症做好身体准备。那么怀孕了又该做什么？

1. 确定胚胎发育情况

多囊卵巢综合征女性怀孕后应尽早去医院检查，首先确定是否为宫内妊娠，确定孕周。有些多囊卵巢综合征女性两三个月才来一次月经，意外怀孕了也不知道。一旦发现怀孕，尽早去医院检查，确定胎儿发育情况。

2. 补充叶酸

如果是在医生指导下怀孕，很多女性在备孕期就已经开始服用叶酸；如果是意外怀孕，建议马上服用叶酸。现在的复合维生素包括叶酸、B族维生素、铁等，可以避免胎儿畸形、孕期贫血等，达到优生优育的目的。

3. 适当补充孕酮

孕早期，多囊卵巢综合征女性分泌的激素跟普通孕妇不同，容易出现先兆流产，可以适当补充天然的孕激素。但不能盲目用药，需要在医生指导下服用。可以选择口服、阴道用药或肌内注射。本病例中患者于清宫术后意外怀孕，因此给予孕酮及复合维生素。

4. 筛查流产原因

对于没有流产史、第一次怀孕的多囊卵巢综合征女性，不建议进行病因筛查。

对于有流产史者，建议筛查免疫因素、凝血因素和内分泌因素等，这样才能针对性保胎。一般来说，对于有 2 次以上流产的女性，建议进行病因筛查后针对性保胎。多囊卵巢综合征女性因自然流产概率比普通女性高出很多，有过 1 次自然流产也可以进行病因筛查，尽量避免再次流产。本病例中患者体重超重、孕前就存在胰岛素抵抗，而胰岛素抵抗容易导致供血不足、子宫动脉血流阻力增高等，因此采用小剂量阿司匹林、低分子肝素短期治疗。

### 三、多囊卵巢综合征女性都会不孕吗？

多囊卵巢综合征的一个主要表现就是月经不规律，而不规律的月经又代表着排卵功能不正常，同时子宫内膜容易增生。不排卵当然就怀不上。我国报道多囊卵巢综合征发病率为 6％，不孕人群中多囊卵巢综合征发病率为 30％～40％，排卵障碍人群中多囊卵巢综合征发病率为 70％～90％。也就是说月经不规律，怀孕就很困难。

但多囊卵巢综合征女性并非都会不孕，平时需要调整月经周期至正常（21～35 天）；控制体重、体脂，BMI＜24 kg/m²，腰围小于 80 cm，腰围与臀围比值小于 0.8；多囊卵巢综合征女性容易合并胰岛素抵抗，无论体重偏重还是正常，都可能存在胰岛素抵抗，因此坚持运动，增加肌肉，对卵泡的发育、子宫内膜都有好处。在控制血糖、坚持运动、坚持规律的作息后，可以观察月经周期是否正常，如果正常，自己试孕；如果 3～6 个月后仍没有怀孕，可以到医院进行检查，若排卵异常，可进行促排卵治疗。

临床上很多多囊卵巢综合征女性因为结婚晚、着急怀孕等原因进行试管治疗，但却遇到胚胎移植不着床，或者胚胎质量差，无法移植，或者移植后又流产等问题，其中有些女性按照上述生活方式积极调理身体后，很多都自然怀孕。所以多囊卵巢综合征女性对自己怀孕一定要有信心。

### 四、二甲双胍与维生素 B$_{12}$ 缺乏

二甲双胍是胰岛素增敏剂，可以改善胰岛素抵抗，是多囊卵巢综合征女性的常用药物。二甲双胍可以减少维生素 B$_{12}$ 的吸收，因此长期服用二甲双胍的患者可以适当补充维生素 B$_{12}$，或者检查后决定是否需要补充。

## 病例 10　内分泌与流产

病例展示

### 一、患者情况

患者，女，26 岁，因胎停 2 次，要求明确病因，来某三甲医院生殖免疫科就诊。

### 二、现病史

既往有 2 次自然流产。2021 年 2 月，抗米勒管激素 2.48 ng/mL。月经第 3 天促卵泡生成素 5.62 IU/L，黄体生成素 2.49 IU/L，雌二醇 40 pg/mL，催乳素 7.6 ng/mL。监测卵泡提示排卵正常。2 次流产后，她看了各种所谓的"科普"文章，开始每天喝豆浆，吃红豆、黑豆、花生、桂圆、红枣、枸杞等调理身体。

流产后当地医院诊断为胰岛素抵抗，建议她减重，并口服二甲双胍。2021 年 3 月体重 77.5 kg，既往体重 81 kg，1 个月体重减轻 3.5 kg。因为经历过 2 次自然流产，为明确诊治，至某三甲医院生殖免疫科就诊。

### 三、月经史

14 岁初潮，月经规律，3～5/30 天，量中等。

### 四、婚育史

非近亲结婚，0-0-2-0。

### 五、既往史

否认慢性疾病史，否认手术史，否认药物过敏史，否认毒物接触史。

### 六、家族史

父亲患高血压，奶奶患糖尿病，否认其他慢性病、肿瘤等家族史。

### 七、查体

无特殊，身高 180 cm，体重 77.5 kg，BMI 23.9 kg/m²。

### 八、辅助检查

（1）遗传因素：女方染色体 46，XX；男方染色体 46，XY；第 2 次流产的胚胎染色体 47，XN，+6 。

（2）感染因素：弓形虫检查、沙眼衣原体检查、乙肝两对半检查，均无异常。

（3）免疫因素。

抗心磷脂抗体 IgG/IgM 阴性，抗 β2-糖蛋白 1 抗体 IgG/IgM 阴性，抗核抗体（ANA）弱阳性，抗双链 DNA 抗体弱阳性，狼疮抗凝物：1.02。

外周血淋巴细胞亚群：$CD3^+$（69.55%），$CD3^+CD4^+$（37.27%），$CD3^+CD8^+$（27.06%），TH/TS（1.38），$CD16^+CD56^+$（14.74%），$CD19^+$（12.77%）。

免疫球蛋白 IgA 2.35 g/L，免疫球蛋白 IgM 0.888 g/L，免疫球蛋白 IgG 13.1 g/L。

（4）凝血因素。

同型半胱氨酸 5.9 $\mu$mol/L，D-二聚体 0.18 mg/L，血小板聚集 86%，纤溶酶原激活物抑制物、蛋白 S、蛋白 C、抗凝血酶Ⅲ（ATⅢ）、凝血因子 V，均正常，*MTHFR* 基因检测结果为 CT 杂合突变。

（5）内分泌因素。

促卵泡生成素 5.62 IU/L，黄体生成素 2.49 IU/L，雌二醇 40 pg/mL，催乳素 7.6 ng/mL，睾酮正常，促甲状腺素 1.76 mIU/L，游离甲状腺素 10.28 pmol/L，抗米勒管激素 2.48 ng/mL。

口服葡萄糖耐量试验和胰岛素释放试验：空腹葡萄糖 5.88 mmol/L，餐后半小时葡萄糖 8.49 mmol/L，餐后 1 小时葡萄糖 6.48 mmol/L，餐后 2 小时葡萄糖 5.66 mmol/L，餐后 3 小时葡萄糖 4.54 mmol/L。

空腹胰岛素 54.90 $\mu$IU/mL，餐后半小时胰岛素 620.50 $\mu$IU/mL，餐后 1 小时胰岛素 276.20 $\mu$IU/mL，餐后 2 小时胰岛素 284.90 $\mu$IU/mL，餐后 3 小时胰岛素 40.43 $\mu$IU/mL。

（6）其他：叶酸 14.4 ng/mL，维生素 $B_{12}$ 277 pg/mL，25-羟基维生素 D 17.9 nmol/L。男方精液检查正常，患者排卵正常。

### 九、诊疗经过

1. 初步诊断

复发性流产-2，胰岛素抵抗，未分化结缔组织病可能。

2. 治疗方案

（1）调整饮食结构，增肌减脂。

（2）二甲双胍 250 mg/粒，每天 3 次，每次 1 粒；复合维生素，每天 1 粒；钙片，每天 1 片。备孕当月增加阿司匹林，25 mg/粒，早晚各 1 粒；泼尼松，5 mg/粒，每天 1 粒。

（3）在备孕当月，建议月经第 12 天起监测卵泡，卵泡达到

18 mm左右同房。

3. 治疗经过

2021 年 2 月前体重 81 kg，2021 年 3 月初诊时体重 77.5 kg，1 个月体重减轻 3.5 kg。2021 年 4 月体重 72.5 kg，BMI 22.37 kg/m²，1 个月又减重 5 kg。患者继续节食及运动，4～6 个月共减重 12.5 kg 余。2021 年 9 月体重 66.5 kg。

2021 年 4 月，患者开始自觉经量明显减少，约为原月经量的 1/3。6 月监测卵泡提示卵泡发育不佳。6 月因月经推迟，在当地医院检查，抗米勒管激素 1.46 ng/mL，予孕酮转经。7 月开始促排卵，备孕。

患者于月经第 5 天开始服用来曲唑促排卵，效果见表 1。

**表 1　患者第 1 次促排卵效果**

| 日期 | 超声 | 激素 | 处理 |
| --- | --- | --- | --- |
| 月经第 12 天 | 卵泡：11 mm×9 mm×11 mm。内膜：4 mm | — | hMG① 75 U，qd，im，5 d |
| 月经第 18 天 | 左侧卵泡：15 mm×11 mm×13 mm。内膜：5 mm | 黄体生成素 1.10 IU/L，雌二醇 24.44 pg/mL，孕酮 0.22 ng/mL | hMG 150 U，qd，2 d |
| 月经第 20 天 | 卵泡：10 mm×9 mm×11 mm | — | 拒绝继续促排卵 |

注：hMG 是人绝经促性腺激素。

与患者沟通后，患者要求顺其自然，停止促排卵，放弃本次周期。月经第 27 天开始极少量点滴出血，持续 3 天，月经第 32 天因为月经来潮，来院就诊，超声示：双侧卵巢均未见明显优势卵泡；右侧卵巢多囊表现，内膜 4 mm。予雌二醇片 14 天，停药后出血。第

3 天复查性激素：促卵泡生成素 0.18 IU/L，黄体生成素 0.10 IU/L，催乳素 9.33 ng/mL，雌二醇＜11.80 pg/mL，孕酮 0.54 ng/mL，睾酮 24 ng/mL。

补充诊断：低促性腺激素性闭经。

末次月经 2021 年 8 月 30 日，再次促排卵，效果见表 2。

**表 2　患者第 2 次促排卵效果**

| 日期 | FSH[①] (IU/L) | LH[②] (IU/L) | E$_2$[③] (pg/mL) | P[④] (ng/mL) | 卵泡 | 处理 |
|---|---|---|---|---|---|---|
| 2021-09-01 | 0.18 | 0.10 | ＜11.80 | 0.54 | — | HMG 75 U, qd, 11 d |
| 2021-09-13 | 4.08 | 1.07 | 23.38 | 0.47 | 未见优势卵泡，内膜 6 mm | LE 5 mg, qd, po |
| 2021-09-23 | 2.47 | 1.93 | 58.54 | 0.57 | — | — |
| 2021-09-25 | 2.29 | 3.79 | 86.49 | 0.76 | — | — |
| 2021-09-28 | 3.04 | 3.16 | 39.08 | 1.37 | 卵泡已排 | — |

注：①FSH 指促卵泡激素。②LH 指黄体生成素。③E$_2$ 指雌二醇。④P 指孕酮。⑤LE指来曲唑。

**4. 妊娠结局**

目前患者已经顺利度过孕早期，NT 正常（末次月经调整为 2021 年 9 月 12 日），回当地产检。

病例讨论

女性的月经是一个非常复杂又系统的生理反应，受到下丘脑—垂体—卵巢轴（HPO 轴）有序的调控。任何一个环节出现问题，都会引起月经异常。月经受很多因素影响，比如体重过度下降、过量运动、厌食及精神压力等都会干扰 HPO 轴的功能，影响月经来潮。

位于 HPO 轴上游的大脑中枢对于体重改变较为敏感，不管是过度节食还是剧烈运动，都可能影响中枢神经递质的释放，最终导致下丘脑促性腺激素释放激素（GnRH）的合成和释放受到抑制，从而抑制垂体促卵泡激素（FSH）和黄体生成素（LH）的合成，引起低促性腺激素性闭经。另外，体脂减少和营养不良又引起脂肪细胞分泌的瘦素水平下降，进一步抑制 HPO 轴的功能。若短期内体重减轻 10%～15%，即使下降后体重仍在正常范围，也可引起闭经。同时，脂肪是体内激素合成的重要原料，对月经的影响也是非常重要的，当脂肪、胆固醇非常少的时候，机体要协调，要把仅存的能量用于心脑等重要脏器，就会停止一些机体认为并不重要的功能，比如女性的月经。体脂率在 17%～22% 时，才能维持雌激素的正常分泌；体脂率小于 17%，就不能维持正常月经。若体脂丢失超过 30%，将出现闭经。所以不能减肥过度，合适的体重、一定比例的脂肪很重要。

本病例中患者既往月经规律，短期内体重明显下降后，月经不规律，在备孕或促排卵前应该复查性激素，如考虑下丘脑—垂体中枢排卵障碍，推荐的首选用药是人绝经促性腺激素（hMG），且建议在诱导排卵前给予雌激素、孕激素序贯治疗，进行预处理。

## 病例 11　遗传性易栓症与不孕

病例展示

### 一、患者情况

患者，女，33 岁，未避孕 2 年而未孕，为明确诊断，到某三甲医院生殖免疫科就诊。

### 二、现病史

既往月经欠规律，周期 37～45 天。自诉备孕初期监测排卵，3

个月未见排卵。男方精液检查正常。2018 年 3 月，行宫腹腔镜联合手术（腹腔镜下双侧输卵管系膜囊肿切除术＋盆腔粘连松解术＋亚甲蓝通液术＋宫腔镜诊刮术），住院期间右下肢静脉血栓，口服立伐沙班治疗半年后痊愈。目前备孕 2 年而未孕。

### 三、月经史

12 岁初潮，5～6/37～45 天，月经量少，无痛经史。

### 四、婚育史

与男方均为初婚，否认近亲结婚，0-0-0-0。

### 五、既往史

乙肝大三阳。有右下肢静脉血栓史。患焦虑症，口服替诺福韦治疗。否认其他慢性疾病史，否认手术史，否认药物过敏史。

### 六、家族史

父亲患胰腺癌，否认高血压、糖尿病、心梗、脑梗等家族史。

### 七、查体

妇科检查无异常，身高 160 cm，体重 68.7 kg，BMI 26.8 kg/m²。

### 八、辅助检查

（1）遗传因素：女方染色体 46，XX；男方染色体 46，XY。

（2）解剖因素：无生殖道畸形。

（3）感染因素：肝炎。

（4）免疫因素。

狼疮抗凝物 1.55～1.24 ↑，余自身抗体正常。外周血淋巴细胞亚群：$CD3^+$ 2 次检测结果分别为 80.73% ↑ 和 82.39% ↑（参考值<77%），余正常。

（5）凝血因素。

在外院行 PROS1 和 PROC 基因检测，均为杂合突变。

同型半胱氨酸正常，D-二聚体 3 次检测结果分别为 0.45 mg/L、0.43 mg/L 和 0.47 mg/L↑。血小板聚集 3 次检测结果分别为 50％、71.61％和 67.76％。免疫球蛋白 IgM 2 次检测结果分别为 2.74 g/L↑和 2.76 g/L↑。

（6）内分泌因素。

促卵泡生成素 4.3 IU/L，黄体生成素 3.8 IU/L，雌二醇 28.95 pg/mL，催乳素 60 ng/mL，促甲状腺素 1.43 mIU/L，游离甲状腺素 17.49 pmol/L，抗米勒管激素 3.06 ng/mL。

口服葡萄糖耐量试验和胰岛素释放试验：空腹葡萄糖 4.9 mmol/L，餐后半小时葡萄糖 8.7 mmol/L，餐后 1 小时葡萄糖 6.1 mmol/L，餐后 2 小时葡萄糖 5.3 mmol/L，餐后 3 小时葡萄糖 3.3 mmol/L。

空腹胰岛素 7.29 $\mu$IU/mL，餐后半小时胰岛素 122.92 $\mu$IU/mL，餐后 1 小时胰岛素 38.81 $\mu$IU/mL，餐后 2 小时胰岛素 52.90 $\mu$IU/mL，餐后 3 小时胰岛素 5.39 $\mu$IU/mL。

（7）其他。

叶酸 2 次检测结果分别为 8.86 ng/mL 和＞24.00 ng/mL，维生素 $B_{12}$ 238.00 pg/mL，25-羟基维生素 D 52.80 nmol/L，三酰甘油 3 次检测结果分别为 1.33 mmol/L、2.23 mmol/L 和 0.86 mmol/L，胆固醇 3 次检测结果分别为 5.27 mmol/L、6.11 mmol/L 和 5.00 mmol/L，不规则抗体阴性。

男方精液检查：量为 $18 \times 10^9$，A＋B 为 $18 \times 10^9$，畸形率为 98％，精子 DNA 碎片率（DFI）为 5.44％，高可染性精子指数（HDS）为 4.26％。

**九、诊疗经过**

1. 初步诊断

原发不孕，下肢静脉血栓史，焦虑症，遗传性蛋白 S 缺陷症，胰岛素抵抗，血脂代谢异常，乙肝大三阳，抗磷脂抗体综合征？免疫球蛋白 M 增高。

2. 治疗方案

（1）低脂低糖饮食，增肌减脂运动。

（2）备孕当月监测卵泡，必要时促排卵治疗。

（3）用药方案：羟氯喹，早晚各 1 粒；二甲双胍 500 mg，早晚各 1 粒；复合维生素，每天 1 粒；外院给药替诺福韦。备孕当月增加阿司匹林 25 mg，早晚各 1 粒；低分子肝素，每天 1 支，皮下注射。

3. 治疗经过

患者备孕 4 个月后自然受孕，孕期顺利，孕 22 周大排畸检查发现胎儿发育良好，停羟氯喹。阿司匹林服用到 36 周，低分子肝素服用到分娩前 48 小时。

4. 妊娠结局

顺利分娩。

病例讨论

此病例值得大家思索，因为大量临床资料表明，易栓症与病理妊娠之间具有较强的相关性，而和不孕无关。伴有易栓症的妊娠患者静脉血栓（VTE）的危险性增加，妊娠期发生病理妊娠的风险更高，VTE 发生率为 50%～70%。对于易栓症，大家更多关注的是易栓症与复发性流产、胎死宫内、胎儿宫内生长受限等胎盘灌注不良类疾病的关系，而易栓症与不孕的关系往往会被忽视。

胚胎植入是一个连续动态的过程，正常生殖周期的子宫内膜仅有一个极短的允许胚胎植入的窗口期，在正常月经周期排卵后第 7～9 天，子宫内膜容受性最高。在胚胎着床及生长发育过程中，血管生成是重要影响因素之一，窗口期子宫内膜血管内皮生长因子的表达是胚胎成功着床的必要条件。研究表明，易栓症导致子宫内膜间质硬化、局部形成微小血栓，子宫内膜容受性降低，阻断母体与胚胎循环的早期交换，导致胚胎着床障碍或者着床后胎盘循环建立不良，从而导致不孕乃至反复胚胎移植失败。

所以，结合此病例，易栓症或血栓史患者遭遇生育障碍，如不孕、自然流产、死胎、死产等情况时，临床医生需要选择在恰当时机进行合理的抗凝治疗，往往会达到事半功倍的效果。

## 病例 12　胚胎染色体异常与复发性流产

病例展示

### 一、患者情况

患者，女，24 岁，因 3 次自然流产史，要求明确病因，来某三甲医院生殖免疫科就诊。

### 二、现病史

患者婚后性生活正常，妊娠相关情况如下：

（1）第 1 次怀孕。

2014 年自然受孕，孕 48 天时有胚芽、无胎心，药物流产，未做胚胎染色体检查。孕期保胎用药：孕酮及 HCG 针剂。

（2）第 2 次怀孕。

2017 年自然受孕，孕 55 天时胎心消失，人工流产，未做胚胎染色体检查。孕期保胎用药：孕酮及 HCG 针剂。

（3）第 3 次怀孕。

2019 年 9 月自然受孕，孕 76 天时胎心消失，药物流产，绒毛芯片送检，结果提示：7 号染色体长臂（q31.33；q36.3）存在约 33.6 Mb缺失，15 号染色体长臂（q21.3；q26.3）存在约 47 Mb 重复。孕期保胎用药：孕酮、肝素及保胎丸。

3 次怀孕的孕期中均无有毒有害物质及放射线接触史。目前拟继续自然备孕，但外院检查没有明确病因，患者担心再次流产，遂来某三甲医院生殖免疫科就诊，要求明确治疗方案。

### 三、月经史

14 岁初潮，8/28～30 天，无痛经史，2012 年以后自觉月经量较前减少 50%。

### 四、婚育史

非近亲结婚，0-0-3-0。

### 五、既往史、家族史

2 年前于外院诊断为甲减，左甲状腺素钠片治疗中，自诉近期甲功正常。否认其他慢性病及传染病史，否认手术史、过敏史，否认遗传病家族史等。

### 六、查体

妇科检查无异常，身高 157 cm，体重 75 kg，BMI 30.42 kg/m²。

### 七、辅助检查

（1）遗传因素：女方染色体 46，XX；男方染色体 46，XY。

（2）解剖因素：2019 年 10 月，液基薄层细胞学检查（TCT）、HPV 检查均正常。妇科超声未见异常。

（3）免疫因素：淋巴细胞亚群正常，自身抗体正常，IgG、IgA、IgM 均正常。

（4）凝血因素：同型半胱氨酸 6.6 μmol/L、D-二聚体 0.40 mg/L、血小板聚集 60.75%。

（5）内分泌因素：促甲状腺素 3.849 mIU/L、甲状腺过氧化物酶抗体 39.3 IU/mL。

口服葡萄糖耐量试验和胰岛素释放试验：

空腹葡萄糖 4.8 mmol/L，餐后半小时葡萄糖 9.6 mmol/L，餐后 1 小时葡萄糖 10.8 mmol/L，餐后 2 小时葡萄糖 8.7 mmol/L，餐后 3 小时葡萄糖 7.7 mmol/L。

空腹胰岛素 10.11 μIU/mL，餐后半小时胰岛素 43.99 μIU/mL，

餐后 1 小时胰岛素 95.6 $\mu$IU/mL，餐后 2 小时胰岛素 52.41 $\mu$IU/mL，餐后 3 小时胰岛素 62.52 $\mu$IU/mL。

（6）其他：25-羟基维生素 D 21.1 nmol/L ↓、维生素 $B_{12}$ 159 pg/mL ↓，叶酸 10.79 ng/mL，三酰甘油 1.84 mmol/L ↑、总胆固醇 5.27 mmol/L。

### 八、诊疗经过

1. 初步诊断

复发性流产-3，肥胖，胰岛素抵抗，糖耐量异常，维生素缺乏。

2. 治疗方案

（1）告知患者不能排除夫妻染色体异常可能，建议夫妻双方重新进行染色体高分辨率核型分析。

（2）调整饮食结构，增肌减脂运动，控制体重，多晒太阳。

（3）用药：①改善胰岛素抵抗及控制血糖，二甲双胍 500 mg，早中晚各一粒，随餐口服。②改善维生素缺乏状态，钙片 600 mg，每天一片，口服；复合维生素，每天一粒，口服。

3. 治疗经过

（1）完善检查：女方染色体结果（高分辨率核型分析）46，XX，t（7；15）（q32；q22.1）；男方染色体结果（高分辨率核型分析）46，XY。

（2）补充诊断：女方染色体平衡易位。

（3）治疗建议：遗传咨询后选择备孕方式，同时对目前糖耐量异常和胰岛素抵抗进行随访。

4. 患者去向

患者在遗传咨询后，选择三代试管，就诊于生殖中心。

病例讨论

1. 胚胎染色体与复发性流产的关系

虽然有研究认为，偶发自然流产多与胚胎染色体异常有关，随着流产次数的增加，胚胎染色体异常的发生率逐渐下降，但胚胎染色体异常仍是早期复发性流产最主要的原因。研究发现，对复发性流产患者的自然流产组织进行检测，其胚胎染色体异常高达 67％，并且常规复发性流产病因学筛查结合自然流产组织绒毛染色体核型分析可以解释约 90％ 的自然流产。因此，胎停后检查胚胎染色体有助于明确胎停的原因是胚胎染色体的问题还是母体自身的问题，对指导流产夫妇再次妊娠有重要意义。

如果胚胎染色体异常，需要进一步检查夫妻双方染色体是否异常。对于染色体异常的夫妻，恰当的遗传咨询及生育指导能够显著改善妊娠结局。如果胚胎染色体正常是母体自身的问题，就需要系统而全面地筛查流产原因。如果前期夫妻双方已经明确找出病因，并进行了积极治疗，但还是发生了流产、胎停，且查出胚胎染色体是正常的，说明用药时间点或剂量等还需调整。每次胎停后的胚胎染色体检查很重要，它影响着再次妊娠时医生的临床决策。

2016 年中国《复发性流产诊治的专家共识》、2017 年欧洲《复发性流产诊治指南》以及《自然流产诊治中国专家共识（2020 年版）》，均建议对复发性流产夫妻外周血及其流产组织进行染色体核型分析。文献报道，有复发性流产史的夫妻双方染色体异常的发生率比一般群体高出 10 倍多，占 1.9％～3.5％，夫妻一方为染色体平衡易位携带者是造成流产的重要原因之一。染色体平衡易位是人群中最常见的一类染色体结构异常，发生率为 1/500～1/200。在配子形成的过程中，同源染色体片段互相配对，在第 1 次减数分裂期形成相互易位的四射体，理论上可形成 18 种类型的配子，如表型正常携带者的配子与正常配子结合，则有 16/18 的胚胎为部分染色体重复或缺失而发生早期流产；1/18 为正常胚胎；1/18 为染色体平衡易位携带者，这部分胎儿出生后将来可能也会出现生育困难的问题。

外周血染色体核型分析技术已成为细胞遗传学研究的基础。分子遗传学的一些检测手段，如比较基因组杂交、高通量测序等，并不能发现所有的遗传问题。外周血染色体核型分析在某些应用领域不可替代。按国际标准，常规分析外周血染色体结构异常，染色体

G 显带需要达到 500～550 条带；而在我国，染色体 G 显带的常规标准为 320～400 条带，甚至在有的单位 320 条带水平也达不到，这样的显带标准会造成很多染色体结构异常的误诊和漏诊。最新的研究证实分子遗传学结合常规染色体核型分析可以将复发性流产患者染色体异常的检出率提高至 10% 左右。

该病例中患者 3 次胎停，前 2 次都没有进行胚胎染色体检查，第 3 次才进行胚胎染色体检查，结果发现：7 号染色体长臂（q31.33；q36.3）存在约 33.6 Mb 缺失，15 号染色体长臂（q21.3；q26.3）存在约 47 Mb 重复，非常符合染色体平衡易位的遗传特点。但是既往夫妻双方染色体核型结果是正常的，强烈建议夫妻双方进行高分辨率核型分析，排除漏诊的可能。结果证实：女方存在 7 号和 15 号染色体平衡易位，46，XX，t（7；15）（q32；q22.1）。再次说明每次胎停后进行胚胎遗传学检测的重要性，可为患者再次妊娠提供明确的指导，避免保胎治疗的盲目性。

2. 肥胖与妊娠的关系

肥胖的定义是 $BMI \geqslant 28 \, kg/m^2$。肥胖是一种全身性疾病，妊娠前肥胖是复发性流产的独立危险因素，肥胖者发生孕早期流产的概率约是正常体质量女性的 2 倍。妊娠前肥胖是妊娠期糖尿病和妊娠期高血压的独立危险因素。妊娠前肥胖使孕妇在妊娠期和产后发生血栓性疾病的风险增加 1.4～5.3 倍。妊娠前肥胖还容易增加胎儿先天性畸形的发生风险，其子代远期发生肥胖及代谢功能障碍的风险显著增加，发生免疫系统疾病或感染性疾病的风险增加。

该患者 $BMI \, 30.42 \, kg/m^2$，可以诊断为肥胖。告知患者肥胖的危害，特别是肥胖与妊娠的关系，让患者对肥胖有充分的认识。即使选择三代试管助孕，肥胖管理也应贯穿始终，这样才能提高妊娠成功率。所以我们建议患者调整饮食结构，制订低热量的健康饮食计划，进行中高强度有氧运动，体重减少 5%～10% 后再备孕。

3. 胰岛素抵抗与妊娠的关系

胰岛素抵抗是代谢综合征等多种疾病的中心环节，包括糖耐量异常、2 型糖尿病、高血压、冠心病、中心型肥胖及脂类代谢紊乱等。近些年来，越来越多的研究表明胰岛素抵抗不仅引起代谢障碍，对生殖功能也产生重要影响，它与女性生育力降低、流产风险增加有关。

相关文献表明，胰岛素抵抗可以导致雄激素分泌增加，造成黄体功能不全、子宫内膜异常、排卵障碍、雌孕激素紊乱，会引起不孕及流产；胰岛素抵抗可以使孕早期免疫抑制性糖蛋白浓度降低（糖蛋白对胚胎有免疫保护作用），从而削弱糖蛋白对胚胎的免疫保护作用，糖蛋白所具有的抑制子宫内膜对胚胎的排斥作用也被削弱；胰岛素抵抗也可以引起纤溶酶原激活物抑制物 1 活性上调，导致低纤溶状态，母胎界面血栓形成，影响胎盘血供，使滋养层发育不良；胰岛素抵抗还可以使胰岛素样生长因子结合蛋白-1 的浓度降低，不利于囊胚在母胎界面处的黏附，使流产风险增加；还有研究提出，胰岛素抵抗可以导致高同型半胱氨酸血症，从而损伤血管内皮细胞，比如蜕膜和绒毛膜血管的早期损伤，干扰胚胎着床，同时高同型半胱氨酸血症有很强的促凝作用，可以促进动脉管壁纤维蛋白沉积和附壁血栓形成，影响胚胎血供；胰岛素抵抗可以导致糖代谢紊乱，使卵母细胞中线粒体酶活性和抗氧化应激能力下降，导致卵母细胞质量下降。

胰岛素抵抗的治疗方法主要是生活方式干预及药物治疗。生活方式干预是最基础的治疗，包括低脂饮食、加强锻炼、减重。药物治疗指给予胰岛素增敏剂二甲双胍，以改善胰岛素敏感性。

根据患者的葡萄糖耐量试验和胰岛素释放试验结果，可诊断为胰岛素抵抗、糖耐量异常。胰岛素抵抗及糖耐量异常影响卵子质量、子宫内膜容受性，对孕早期胎盘滋养层细胞有直接毒性作用等，所以即使患者选择三代试管助孕，同样可能影响胚胎移植成功率及妊娠结局，故建议取卵前纠正胰岛素抵抗，给予患者二甲双胍 500 mg，早中晚各一粒，随餐口服，以改善胰岛素敏感性。

# 参 考 文 献

［1］ 王斌俏,陈媛媛,兰霄霄,等.生命早期免疫应激对生殖内分泌功能影响的研究现状［J］.生殖医学杂志,2017,26(07):725-729.

［2］ 王慧慧,齐文慧,李星烁,等.女性生殖道黏膜免疫进展［J］.中华微生物学和免疫学杂志,2020(03):238-243.

［3］ 贲昆龙,王晓蕾.雄性生殖道局部免疫［J］.中华男科,2001(04):211-214.

［4］ 王宁,姜凤良.Th1/Th2,Th17/Treg 细胞与母胎免疫耐受和病理妊娠［J］.中国免疫学杂志,2016,32(01):136-139.

［5］ 何子凝,迟洪滨.甲状腺自身免疫与女性生殖及辅助生育研究进展［J］.中华医学杂志,2021,101(20):1541-1544.

［6］ 郭钰,徐鹏,王蓓蒂,等.血清肿瘤标志物在卵巢癌诊断中的研究进展［J］.中华全科医学,2021,19(08):1362-1366.

［7］ 冷雪娇,吴沁航,王卓.宫颈癌预防及治疗研究进展［J］.现代医药卫生,2021,37(24):4241-4245.

［8］ 赫捷,陈万青,李霓,等.中国前列腺癌筛查与早诊早治指南(2022,北京)［J］.中华肿瘤杂志,2022,44(01):29-53.

［9］ 陈峪,宋晓婕,聂华,等.卵巢移植技术的研究进展［J］.武汉大学学报(医学版),2018,39(01):26-29.

［10］ 金妮,芦洁,王明,等.蜕膜自然杀伤细胞对孕早期母胎界面免疫微环境的影响［J］.中国计划生育和妇产科,2021,13(07):42-45.

［11］ 龚玲玲,卓睿,周正欣,等.母胎免疫耐受平衡与复发性流产关系的研究进展［J］.实用医院临床杂志,2021,18(01):187-190.

［12］ 乔宠,王婷婷.母胎免疫调节机制的研究进展［J］.山东大学学报(医学版),2021,59(08):24-31.

［13］ 李大金.复发性流产的免疫学研究进展［J］.实用妇产科杂志,2016,32(02):79-81.

［14］ 杨娟.免疫疗法在反复自然流产患者中的临床效果及对 T 淋巴细胞水平的影响研究［J］.中国免疫学杂志,2019,35(13):1609-1613.

［15］ 张泳仪,莫伟平.反复自然流产中封闭抗体和抗心磷脂抗体检测的价值[J].深圳中西医结合杂志,2021,31(08):102-103.

［16］ 李大金.反复自然流产的免疫病因学诊断及治疗[C]//全国临床免疫检验研讨会暨第六届全国临床免疫学术会议论文汇编.[出版地不详]:[出版者不详],2009:35-42.

［17］ 倪天翔,颜军昊.反复胚胎种植失败的原因和处理[J].中华产科急救电子杂志,2019,8(03):155-160.

［18］ 钟剑.早产炎性病因的进展研究[J].中外医学研究,2019,17(02):184-186.

［19］ 杨晗,徐春琳.淋病生殖道感染现状及规范治疗[J].中国实用妇科与产科杂志,2014,30(09):662-666.

［20］ 李姗姗,李晶晶,吴敏智,等.妊娠梅毒和胎传梅毒的诊疗与防治[J].皮肤科学通报,2021,38(01):13-18,2.

［21］ 袁娜,伦文辉.尖锐湿疣的非性途径接触传播研究进展[J].皮肤科学通报,2021,38(05):401-407,2.

［22］ 郑嘉敏,刘全忠.生殖道沙眼衣原体感染的诊疗[J].皮肤科学通报,2021,38(01):43-47,5.

［23］ 中华医学会感染病学分会艾滋病丙型肝炎学组,中国疾病预防控制中心,李太生.中国艾滋病诊疗指南(2021年版)[J].中国艾滋病性病,2021,27(11):1182-1201.

［24］ DEROUX ALBAN,DUMESTRE-PERARD CHANTAL,DUNAND-FAURE CAMILLE,et al. Female infertility and serum auto-antibodies: a systematic review[J]. Clinical reviews in allergy & immunology,2017,53(1):78-86.

［25］ MIYAKIS S,LOCKSHIN M D,ATSUMI T, et al. International consensus statement on an update of the classification criteria for definite antiphospholipid syndrome (APS) [J]. Journal of thrombosis and haemostasis: JTH,2006,4(2):295-306.

［26］ SHRUTI CHATURVEDI,KEITH R. MCCRAE. Diagnosis and management of the antiphospholipid syndrome[J]. The New England journal of medicine,2018,379(13):406-417.

［27］ PANTHAM PRIYADARSHINI, ABRAHAMS VIKKI M, CHAMLEY LAWRENCE W. The role of anti-phospholipid antibodies in autoimmune reproductive failure[J]. Reproduction,2016,151(5):79-90.

[28]  S. THANGARATINAM, A. TAN, E. KNOX, et al. Association Between Thyroid Autoantibodies and Miscarriage and Preterm Birth: Meta-analysis of Evidence[J]. Obstetric Anesthesia Digest, 2012, 32(32):87-88.

[29]  NELSON LAWRENCE M. Clinical practice. Primary ovarian insufficiency [J]. The New England journal of medicine, 2009, 360(6):606-614.

[30]  BASHIRI ASHER, HALPER KATHERINE IDA, ORVIETO RAOUL. Recurrent Implantation Failure-update overview on etiology, diagnosis, treatment and future directions[J]. Reproductive biology and endocrinology: RB&E, 2018, 16(1):121.

[31]  TEMPLER SOPHIE, SACKS GAVIN. A blessing and a curse: is high NK cell activity good for health and bad for reproduction? [J]. Human fertility, 2016, 19(3):166-172.

[32]  ALAN PENZIAS, KRISTIN BENDIKSON, SAMANTHA BUTTS, et al. The role of immunotherapy in in vitro fertilization: a guideline[J]. Fertility and Sterility, 2018, 110(3):387-400.